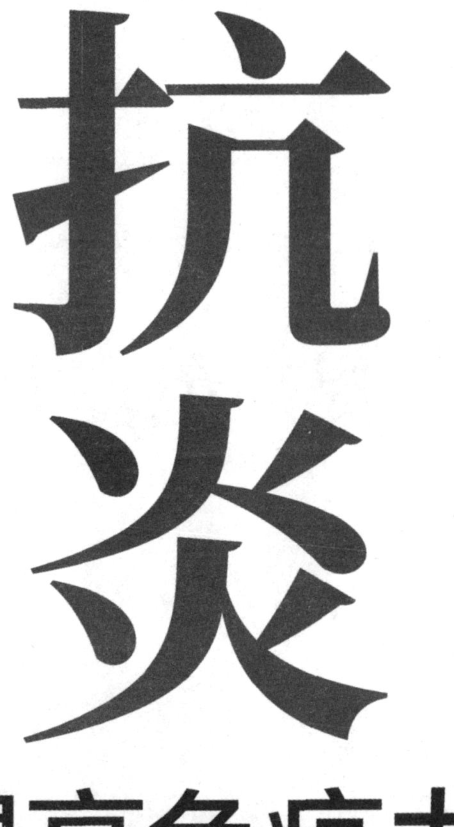

提高免疫力

韩盛旺 著

吉林科学技术出版社

图书在版编目（CIP）数据

抗炎 ： 提高免疫力 / 韩盛旺著. -- 长春 ： 吉林科学技术出版社, 2024.3
ISBN 978-7-5744-1162-3

Ⅰ. ①抗… Ⅱ. ①韩… Ⅲ. ①炎症—诊疗 Ⅳ. ①R364.5

中国国家版本馆CIP数据核字(2024)第063584号

抗炎 提高免疫力

KANGYAN TIGAO MIANYILI

著　　者　韩盛旺
出 版 人　宛　霞
策划编辑　李思言　郑宏宇
全案策划　吕玉萍
责任编辑　董萍萍
封面设计　韩海静
幅面尺寸　160 mm×230 mm
开　　本　16
字　　数　130千字
印　　张　13
印　　数　1—10 000册
版　　次　2024年5月第1版
印　　次　2024年5月第1次印刷
出　　版　吉林科学技术出版社
发　　行　吉林科学技术出版社
地　　址　长春市福祉大路5788号龙腾国际大厦A座
邮　　编　130118
发行部电话/传真　0431-81629529　81629530　81629531
81629532　81629533　81629534
储运部电话　0431-86059116
编辑部电话　0431-81629516
印　　刷　三河市燕春印务有限公司
书　　号　ISBN 978-7-5744-1162-3
定　　价　59.00元

前言

在如今快节奏的生活中，我们常常面临各种身体不适的问题。而炎症是多种疾病的根本原因，只有针对炎症进行治疗，才能真正解决健康问题，否则就如同于隔靴搔痒。炎症实际是人体免疫系统正常运作的一种反应，炎症本身对人体没有什么伤害。急性炎症的主要表现症状为红、肿、热、痛、痒。如果急性炎症没有得到及时排除，就有可能发展成慢性炎症。

慢性炎症是健康的“杀手”，会给人体带来持续伤害，这种状态持续时间过久，原本健康的身体组织和细胞就会被免疫系统攻击，内脏的健康也会受到损害，进而导致人体出现各种重大疾病。

如果能将炎症扼杀在“摇篮期”，那么很多因慢性炎症而引发的疾病也就不复存在了。我们可以通过调整生活习惯、饮食习惯等，减轻身体的炎症反应，提高身体的免疫力，从而更好地保持身体健康。抗炎生活，已经成为现代人追求健康的一种重要理念。

本书是一本实操手册，内容简单易懂，贴近生活。通过剖析炎症的成因、危害和症状，让刚出现的炎症在短时间内就被治愈。并针对不同的慢性炎症，给出对应的生活和运动等多方面的抗炎方案。

最后，希望本书能对广大读者有所帮助，如有不妥之处，有劳指正，让我们一起追求健康、美好的生活。

目录

第三章　你为什么会发炎

第四章　告别慢性炎症计划 1
——生活有序

第五章　告别慢性炎症计划 2
——饮食有道

第六章　告别慢性炎症计划 3
——不同疾病的抗炎方针

第一章

炎症的来龙去脉

什么是炎症

当我们生病去就医时，经常会听到医生说：你的嗓子发炎了，你的牙龈发炎了，你的乳腺发炎了，你的关节发炎了……

但是，到底什么是发炎呢？没有人给过明确的答案。

其实，在公元 1 世纪时，人们就已经开始研究炎症了。古罗马医生凯尔苏斯是这样说的："炎症会导致皮肤出现发红、肿胀、发热、疼痛等症状。"直到现在，医学人员依然认可古罗马人对炎症的表述。

实际上，炎症本身对人体无害，它反而可以保护、治疗和修复我们的身体。并且免疫系统在运作时，也必然会出现发炎的反应。是不是感到非常吃惊？

形象点来说，我们身体的免疫系统就像是"驻边大将军"，负责抵御外来入侵的病原体。当外来物（细菌、病毒等有害物）攻击人体时，免疫系统就会自动开启防御机制，当免疫系统激烈地攻击外来物时，我们的身体就会出现由高温、低温或者放射性物质等引起的感染性炎症或非感染性炎症。

简单来说，就是机体受到伤害后的一种防御反应，表现症状是红、肿、热、痛、痒。如果我们身体的某个部位红肿发热，并且伴有疼痛感，大概就是发炎了。

比如我们的手臂被蚊子叮了一下，过不了 1 分钟，我们被叮的手臂皮肤上就会起一个红包，红包很痒，摸起来很硬，虽然没有感觉到疼痛，但这也是发炎。蚊子的唾液进入人体之后，会引发人体的排斥，为了把这些对人体有害的物质排出体外，从而产生了发炎反应。

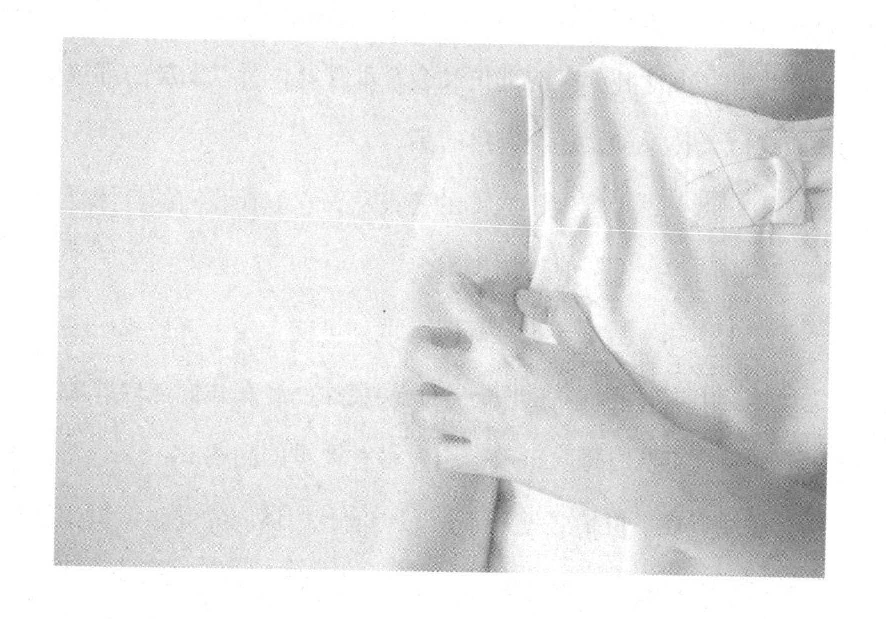

再比如，当我们不小心摔了一跤，膝盖流血了，在受伤的一瞬间，我们会感觉非常疼。如果伤口不严重，过不了多久就没有那么疼了，也不会再流血，在伤口四周就会形成血痂。如果这时仔细观察就会发现，伤口四周都是红肿的，这是因为我们体内的白细胞和病菌打了起来，清理了已经死亡的细胞，使伤口更容易愈合。当有害物质侵入我们体内，在我们体内展开的这场争斗，就是炎症反应。

当我们身体的某个部位发生炎症时，有炎症的部位的血管就会扩张，由此带来更多的血流量，血液在发炎部位比较集中，所以发炎部位为红色。随着更多的血液流向发炎部位，血流速度也会增加，导致发炎部位发热。此外，发炎部位血管的渗透性也会增加，导致血管里的某些物质渗透到血管外，该部位就会产生肿胀。而肿起来的部位又会牵动神经，所以发炎的部位不仅又红又热又肿，还会有疼痛感。

由此可见，炎症就是人体的警报器，它能在我们的身体受到有害物质“入侵”时发出警报。

在工作和生活中，炎症随时随地都可能会发生，当我们察觉身体上出现一些症状的时候，其实炎症已经在我们体内肆虐了。如果没有及时排除，就会引发多种严重的问题。

慢性炎症最可怕之处在于，它会使我们体内的健康组织受到攻击，从而造成多种疾病。在最开始的时候，症状并不明显，等真正发病时，那些受损部位已经被严重伤害，最终大多都很难完全治愈。

忽视慢性炎症，当心酿成大祸

如果把炎症比喻成火灾，那么，急性炎症就相当于“突然燃烧起来，并能很快烧尽的熊熊大火”，而慢性炎症则相当于“一直在焖烧的火种”，几乎看不到它在燃烧，但是一直保持着活性，只要有风吹草动，也许就能剧烈燃烧起来。

慢性炎症就如同没有被及时扑灭的火种，在初期根本看不到它红、热、肿、痛的外在表现。所以，大多数人都没有注意到自己体内存在的慢性炎症，更别说用一些方法来改善炎症了。最终就会导致身体被慢性炎症逐渐拖垮。

我们都知道做事情要防患于未然，抗炎也是一样。如果身体没有什么症状，是不是就说明身体是健康的？当然不是的。以最常见的插座为例，插座内部完好，电路也没有问题，可能只是插座上堆积了较多的尘土，就引起了火灾。

你是不是也经常忽视插座上的灰尘？所以几乎从来没有专门清理过它。慢性炎症也是如此，如果你没有及时发现自己的体内正处于焖烧状态，或者觉得这些都是小毛病，无所畏惧，那么，本来并不严重的炎症就会继续加重、恶化，最终造成器官纤维化，无法再正常运转，从而造成重大疾病。

总之，星星之火，可以燎原，别看不起小小的火苗，它会在你的疏忽下悄悄地焖烧，开始只是释放出一点点白烟，随着时间的推移，焖烧的范围越来越大，直到全身都处于焖烧的状态中。

但是，也不用太过担忧，如果我们多注意身体，当身体出现一些不适就能及时察觉到，那么，就能将体内的慢性炎症调理过来。

慢性炎症会引起哪些疾病

慢性炎症是健康的“杀手”，更是百病之源。那么，究竟什么是慢性炎症？慢性炎症就是引发炎症的各种刺激因素持续存在，且一直在损伤组织。

从上节内容中，我们可以知道，炎症对机体具有保护作用，它是机体防御外来有害物质所产生的反应。但是，一旦炎症发展成了慢性炎症或者到了很严重的程度，可能会引发心脏病、阿尔茨海默病等重大疾病，甚至是癌症。

慢性炎症会损伤血管、组织和细胞，使机体内大部分器官被氧化。比如，当心脏四周出现炎症时，冠状动脉血管里的胆固醇就会被氧化，从而变得容易破碎，人体内的氧就不能顺利运行，导致心肌组织坏死，造成心肌梗死。如果被氧化的胆固醇一直存在于血管中，血液的流通就会出现障碍，人体就会因为心肌供血不足而出现心绞痛。

人体器官发炎的部位会随着年龄的增加，变得越来越多。比如关节炎，大家可能只关注到关节发炎了，但实际上患病的可能不只是关节，还有动脉壁、心瓣膜、脑细胞等，就连中风和梗死都与炎症有密切关系。

针对慢性病的引发根源，有一些研究者经过十多年的研究发现，造成慢性病的“幕后黑手”，其实就是抵抗病毒、打击有害物质的“炎症”。这一发现震惊了医学界。

那么，慢性炎症到底会引发哪些疾病呢？我们一起来看一看。

（1）糖尿病

有实验证明，如果老鼠体内的脂肪细胞有很严重的炎症，胰岛素就很难在老鼠体内产生作用，从而使老鼠患上糖尿病。如果炎症加重，老鼠就会更加排斥胰岛素。而苏格兰的一项调查显示，人体内如果存在很多炎症介质，这些人在 5 年之内，极有可能会发展成 2 型糖尿病。所以，想要控制 2 型糖尿病风险，就得从控制炎症入手。

（2）癌症

虽然不是所有的炎症都会引发癌症，但长期、慢性的炎症反应会增加癌症的患病风险。例如，长期患有乙型肝炎、丙型肝炎等炎症疾病的患者，其肝癌的发病率明显高于正常人群。

加利福尼亚大学教授布鲁斯·埃姆斯在癌症研究领域拥有极高的威望，他认为，不少于 30% 的癌症都和慢性炎症有关。在癌症的各个发展阶段，慢性炎症都起着推波助澜的作用。

（3）阿尔茨海默病

对于阿尔茨海默病患者而言，炎症反应对其非常不利，如果服用抗炎药物，就可以控制、减缓炎症损害大脑的认知功能。

（4）心血管疾病

炎症反应是动脉粥样硬化和冠心病等心血管疾病的重要发病机制。在冠心病的发病过程中，炎症反应会破坏血管内皮细胞的功能和稳定性，导致动脉粥样硬化斑块的形成，从而增加心肌梗死等疾病的患病风险。

（5）自身免疫性疾病

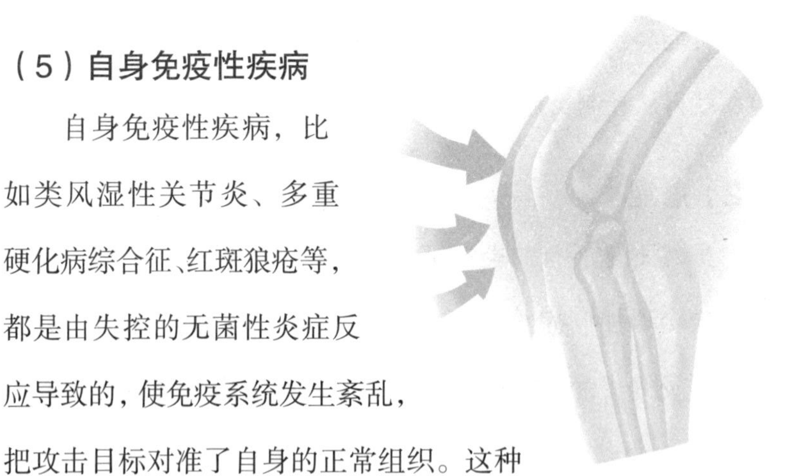

自身免疫性疾病，比如类风湿性关节炎、多重硬化病综合征、红斑狼疮等，都是由失控的无菌性炎症反应导致的，使免疫系统发生紊乱，把攻击目标对准了自身的正常组织。这种

疾病还会引发其他严重的慢性炎症。

此外，像抑郁症、反复的疲乏、长期性偏头痛、哮喘等，这些病症都和慢性炎症有着或多或少的关联。

因此，对于慢性炎症，应该积极进行治疗和管理，预防严重疾病的发生。

抗炎，就等于在抗氧化

抗炎和抗氧化之间有着密切的联系，因为炎症反应会导致氧化应激的产生，而抗氧化成分可以减少氧化应激，从而抑制炎症反应。因此，抗炎和抗氧化是相辅相成的。

一方面，炎症是指身体对外部刺激做出防御反应的过程。在炎症反应的过程中，免疫细胞会分泌细胞因子、趋化因子等多种化学物质，让更多的免疫细胞加入消除病原体的“大军”中。然而，让人意想不到的是，炎症反应也可能会导致过度反应，从而损害健康的细胞和组织。

另一方面，氧化应激是指身体在处理自由基等氧化物质时所产生的反应。自由基是身体在处理食物或对环境做出反应时产生的废物，如果身体无法有效清除自由基，就会导致氧化应激，损害细胞和身体的功能。

抗氧化成分可以抵抗氧化应激，保护细胞免受自由基的伤害。因此，抗氧化可以抑制炎症反应的源头，从源头上防止炎症的发生。

那究竟什么是氧化呢?

比如，切开的苹果放置一段时间，暴露在空气中的果肉变黄了，其实这就是发生了氧化反应（苹果中的酚类物质被氧化成了醌类物质）。

还有我们经常看到的铁锅生锈，也是发生了氧化反应。铁锅放置一段时间，铁锅中的铁元素便会和氧气发生反应，产生铁锈。刚开始只有一点儿铁锈，如果对它置之不理，氧化反应就会加重，过不了几年，这个铁锅就会变脆，轻轻一碰就坏了。

人体内也会发生氧化反应，比如皮肤被氧化，就会出现很多斑点和皱纹；血管被氧化，就会硬化、脆化；大脑被氧化，人的记忆力就会越来越差。

氧化和发炎一般都是同时发生的。人体内有两大防御系统：免疫系统和抗氧化系统。免疫系统相当于“驻边大将军”，负责抵御外来入侵的病原体，是我们本身就有的。而抗氧化系统相当于后天逐渐建立加固起来的，用来平复“内乱”。

当我们体内的细胞被氧化后，它的外在形态、结构和功能就会出现变化，导致免疫系统无法识别，进而引发“内战”。免疫细胞会攻击被氧化的细胞，最终，引起炎症。

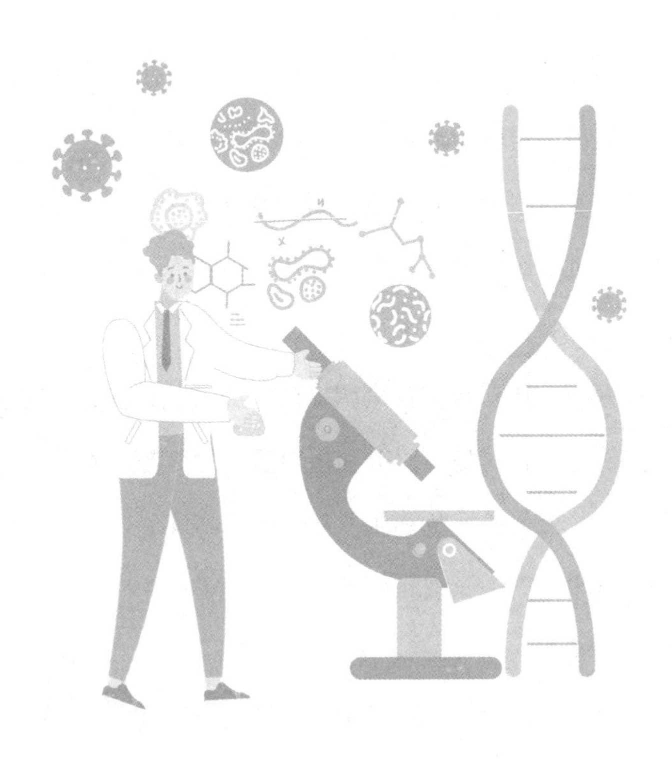

人体是由大量的细胞组成的。事实上，人体出现的任何变化，比如衰老，其实都始于一个细胞的氧化反应、炎症因子的释放，直到最后殃及全身的所有细胞。也就是说，我们出现衰老的现象时，每个细胞都难辞其咎。

通常来说，氧化反应是人体衰老的直接原因之一。发生氧化反应会产生自由基，过多的自由基会攻击正常细胞，损耗细胞中的蛋白质、DNA 等分子的电子，从而使正常细胞发生质变，表现在皮肤上，就是衰老。

当然，人体在衰老的过程中，慢性炎症也难辞其咎。皮肤出现慢性炎症，外在表现不是长痘痘、出疹子等症状，而是没有明显表现，但就是能感觉一年比一年衰老。

除了发炎、氧化会导致皮肤衰老外，糖化反应也是造成皮肤衰老的重要原因之一。

那什么是糖化反应呢?

以做饭为例，我们要烹调一盘红烧肉，烹调的过程中会发生美拉德反应，就是还原糖和蛋白质中的氨基酸发生了反应，产生了一些棕色或黑色物质，从而使红烧肉展现出焦黄色泽和独特的风味。同理，当我们的皮肤出现了糖化反应，外在表现就是皮肤变黄、变皱。

如果糖和蛋白质、脂类等大分子结合，会变成晚期糖基化终末产物，这种物质长期存在于体内，并不断累积在细胞、器官、关节、皮肤等人体内的多个系统中，会逐渐损伤我们的身体。此外，糖化反应还会让自由基更加活跃，激发炎症反应和氧化反应。

由此可见，氧化、糖化和发炎就是一个恶性循环，会让人体越来越糟。所以想要让身体保持健康年轻，除了要抗炎，还要抗氧化、抗糖化。

（1）抗氧化

很多食物含有丰富的抗氧化剂，我们可以通过食物来摄取：

①选择颜色鲜亮的果蔬。比如番茄、西瓜、樱桃、西兰花等，都含有丰富的抗氧化剂，如维生素 C、维生素 E 和各种抗氧化多酚类物质。

②保证每一餐都有一种水果或蔬菜，如西瓜、葡萄、火龙果、猕猴桃、苹果、带皮马铃薯、葱头、西兰花等。这些食物既美味又富含抗氧化剂。

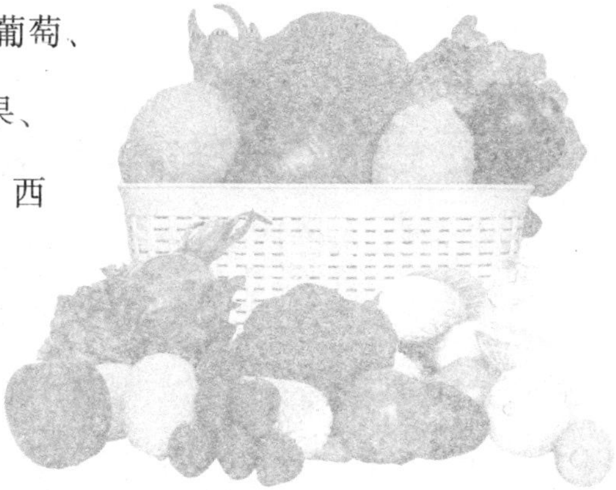

③通过谷物补充抗氧化剂。如燕麦，可以加入蔓越莓、蓝莓、肉桂、亚麻籽、核桃、杏仁等。这些食物不仅富含抗氧化剂，还有助于维持饱腹感。

④喝红酒。红酒中富含多酚类物质，对心血管健康有益，适量饮用能促进心脏和大脑健康。

⑤喝热巧克力。热巧克力不仅美味，还富含抗氧化剂，它能增强免疫力，预防心脏、大脑老化。

（2）抗糖化

抗糖化的方法主要有以下几种：

①控制饮食：减少糖分的摄入，最好不要食用高糖和高脂肪的食物，多食用富含维生素 C 和抗氧化剂的蔬菜、水果等食物，以此来缓解糖类和氧化应激带给人体的伤害。同时要注意，至少保证一天中某一餐的主食为粗粮，或者在大米、白面中掺入粗粮，从而减轻胰岛功能的负担，使血糖维持在正常水平内。

②多运动：运动能增加葡萄糖的消耗量，身体肥胖的人还能通过运动来减重，从而减少胰岛素抵抗，对血糖的控制非常有帮助。运动有两大类：有氧运动（比如游泳、慢跑）和无氧运动（深蹲、仰卧起坐、举重、卷腹）。

③控制血糖：把血糖控制在一定的范围内，不要忽高忽低，能最大限度避免糖类对人体造成的损伤。如果血糖出现异常，应及时采取措施。

④使用抗氧化剂：抗氧化剂能中和自由基，减少氧化反应，达到抗糖的目的。

需要注意的是，不同的人体质不同，抗糖化的方法应该根据个人的身体状况和健康需求来制定。

自测：看看你的炎症处于哪个阶段

通过前面的学习，我们已经知道了慢性炎症会逐渐损伤身体，最终导致严重疾病，也知道了抵抗炎症的重要性。那么，我们如何才能知道自己的身体有没有出现慢性炎症呢？

说实话，现今没有可作为判断标准的检查方式。但是可以通过 C 反应蛋白（简称 CRP）来粗略判断自己体内的炎症程度。如果人体内出现炎症，肝脏就会释放出几种蛋白质，蛋白质会随着血液被运送到全身，我们可以将这些蛋白质统称为 C 反应蛋白。我们有时验血也会化验这一项，C 反应蛋白评估标准如下：

标准范围： 0mg/L~10mg/L

轻度炎症： 10mg/L~50mg/L

比较严重感染： 50mg/L~100mg/L

严重细菌感染： ＞ 100mg/L

在西医诊断疾病时，C 反应蛋白是急性炎症的判断依据之一。身体出现急性炎症时，C 反应蛋白的数值就会瞬间升高。但是慢性炎症，C 反应蛋白数值处于 10mg/L~50mg/L，或者是在标准范围的上限。

另外，我们平时验血查的 C 反应蛋白属于一般检查，还有高敏感度 CRP 检查，一般检查无法把低于 0.1mg/dL 的数值检测出来，所以就算检测了也不能找出轻微炎症。而高敏感度 CRP 就可以检测出来。

近年来有研究发现，血清超敏 C 反应蛋白 (hs–CRP) 可作为颈动脉斑块发生的预测因素。最近几年，很多健康检查也开始通过它，来评估心肌梗死等冠状动脉疾病的患病概率。通常情况下，数值超过 3mg/L，患上冠状动脉疾病的概率就会比较大。

不过，仅仅看 CRP 数值来评估体内的炎症程度也有些欠妥，因为身体出现磕碰或者牙周病等疾病时，也会导致 CRP 的数值升高。但如果患有生活方式疾病，还是要注意一下 CRP 数值，排除患上动脉硬化的风险。

庆应义塾大学医学部的百寿综合研究中心和英国纽卡斯尔大学一起做了一项研究，他们将研究对象分为三个年龄阶段，分别是 85 ~ 99 岁、100 ~ 104 岁、105 岁以上。结果发现，无论处于哪个年龄阶段，如果将 CRP 数值作为炎症指数标准，那么 CRP 数值高的人比数值低的人更容易失去生命。

除了验血，还可以通过自身情况来大概评估一下体内的炎症程度。通过以下几个小问题，来自测一下体内的炎症程度吧！

（1）生活习惯

◆ 不愿意走路

◆ 坐着的时间比较长

◆ 总感觉压力很大，容易焦虑

◆ 吸烟

◆ 刷牙只用牙刷，没用过牙线

◆ 不是便秘，就是腹泻

（2）饮食习惯

◆ 经常吃油炸类食品、膨化食品、快餐等

◆ 喜欢吃甜食和零食

◆ 喜欢吃肉，主菜以肉为主

（3）健康检查数值

◆ 比 20 岁时重了 20 斤以上

◆ 血糖值偏高

◆ 胆固醇值偏高

◆ CRP 值偏高

（4）整体状况评估

◆ 明明睡眠时间很长，依然感觉疲乏

◆ 经常腹痛

◆ 患有牙周病

◆ 情绪很容易低落

◆ 皮肤出现了问题

判定结果：

回答都是无，那么，目前你的身体是没有炎症的。

回答中有1～9个“是”，那么，按照目前的状况发展，体内可能会出现炎症。

回答中有10个以上“是”，那么，说明你的情况很危急，身体里极有可能已经存在炎症。

第二章

慢性炎症，身体发出的求救信号

这些症状就是身体发炎了

虽然科技越来越发达，人们的生活水平越来越好，但是患各种疾病的人也越来越多。特别是北上广地区，得重大疾病的患者越来越年轻化。

其实，在生病前，身体就已经向你发出了求救信号，只是你觉得这些小小的不舒服，根本无关紧要。所以，要懂得倾听自己身体发出的声音，这样才能有针对性地调理身体，把慢性炎症扼杀在摇篮里。

（1）慢性疲劳综合征

整天浑身无力，身体软绵绵的，总想躺在床上不想动……但是去医院检查一切正常。那你就要注意了，也许这并不仅仅

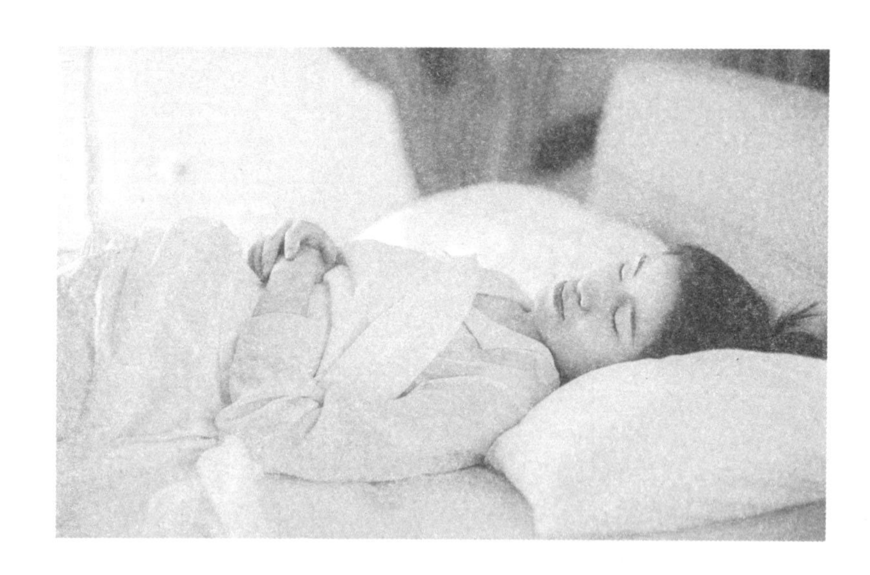

意味着你很累。

如果疲乏经常反复出现，且不能解决，那你的身体里可能潜藏着慢性炎症。

慢性炎症会对大脑产生影响，从而出现浑身无力、总想睡觉的感觉。如果这种症状在半年内一直反复出现，那就说明你患上了“慢性疲劳综合征”，这种病症就是人体内的一颗定时炸弹，随时都有可能爆炸。

有研究发现，慢性疲劳综合征患者体内的血液，致炎物质明显增多。最可怕的是，出现慢性疲劳综合征的人，其免疫细胞中有一组基因非常活跃，活跃程度是健康人的5倍。

（2）抑郁症

根据相关研究显示，抑郁症已成为21世纪人类的主要杀手，针对抑郁症，医生给出的治疗方案就是药物治疗 + 心理调节。然而，大部分人都忽略了一点：抑郁症的发生和慢性炎症也有关系。

抑郁症是脑部疾病，患有抑郁症的人会时常处于忧伤的状态中，对很多事物都提不起兴趣。时间久了，在极端情况下，抑郁症患者可能就会轻生。

有研究表明，抑郁症患者中有相当一部分人患有炎症性疾病，比如糖尿病、肥胖等。此外，抑郁会更容易让人患上心脏病。

抑郁症和呼吸道炎症也息息相关，呼吸道慢性炎症的产生，是因为对空气中的一些物质过敏。有研究表明，对 96 名抑郁症患者进行过敏试验，只有 1 人呈阴性，其他 95 人均呈阳性。

此外，国内的精神病专家通过对抑郁症患者长达 6 年的研究发现，不论是男性还是女性，患者体内的前炎症细胞因子（白细胞介素 –6）比正常人体内的含量有显著增高。

以上研究都说明了一个问题，就是抑郁症和炎症息息相关。在治疗抑郁症的同时，也要关注一下身体内的炎症。

（3）睡眠失调

入睡困难、夜里经常醒来、失眠、睡不醒等睡眠障碍，都有可能是疲劳、肥胖、抑郁等炎症性疾病的延伸。在患有炎症相关疾病的患者中，比如类风湿性关节炎、过敏等，大多出现了睡眠失调的现象。

如果人体内有炎症，就会分泌超量的致炎因子，这些致炎因子会让人嗜睡，就算在白天，也总想睡觉。

科学家曾做过试验，在小白鼠体内注入致炎物质，小白鼠很快就会入睡。这一点足以证明，炎症会导致嗜睡。

所以，如果你在睡眠方面有问题，不要只对症治疗睡眠，而是要做一个全身性检查。不要错过疾病的最佳治疗期。

（4）关节变成晴雨表

有些人能预知什么时候下雨，而且超级准。这并不是他们有特异功能，而是他们在下雨前会感到关节疼痛。

如果你经常感觉到身体的一些部位有疼痛感，浑身无力；关节变形，还有低热、贫血的症状，那就要注意了，说明你极有可能患有关节炎，而且是典型的类风湿性关节炎和骨关节炎，最好到医院做个全面的检查，千万不要拖延，否则关节炎急剧恶化后果很严重。

特别是风湿性关节炎，轻者会出现关节疼痛、发炎，恶化严重可能会造成残疾。风湿性关节炎是典型的慢性炎症，而且是自身免疫性疾病，它会让你的免疫系统攻击自己体内的胶原蛋白。

（5）肩膀疼痛

肩膀疼痛的现象在久坐办公室的人群中很常见，姿势不当也会导致疼痛。如果对疼痛部位进行按摩，疼痛感就会缓解，

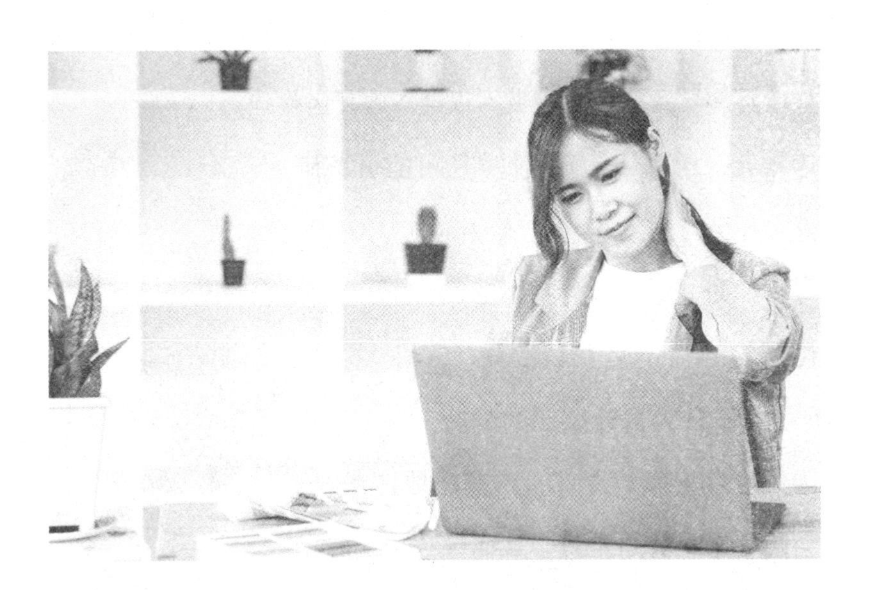

但是无法根治。

可能大部分人会认为，之所以肩膀疼痛，是因为睡眠姿势不当或者提拉重物导致的。事实并非如此，有的专家认为，毫无缘由的肩膀疼痛，极有可能是慢性炎症导致的，比如肌腱炎（肌腱问题）、滑囊炎（关节问题）。

如果是身体的某一点疼痛，而且胳膊只要摆成某个特定姿势疼痛感就会增加，那就是肌腱发炎或者撕裂了。比如，洗澡的时候，把手抬起来洗头，肩膀的疼痛感就会非常明显。

出现上述情况，建议及时去医院检查，找出身体里可能存在的“炎症”，避免炎症加重导致更不好的结果。

（6）牙痛

俗话说“牙疼不是病，疼起来要人命”，牙疼起来确实非常疼痛难忍，但牙疼真的是病。牙齿疼痛一般是由疾病或者牙齿炎症导致的，牙龈炎不仅会导致牙齿疼痛，牙龈炎、牙周炎等慢性炎症还可能引发肺炎，甚至肾病。

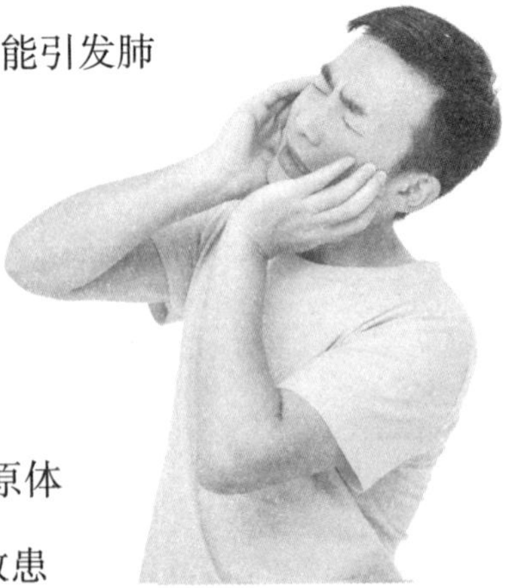

你可能会疑惑，牙齿疼痛的病灶不是在口腔里吗？怎么还会得肺炎、肾病呢？因为病灶里有病原体，这些病原体会随着血液流向全身，从而导致患上肺炎或者肾病。所以，大家千万不要小看像“牙齿疼痛”这个看似很小，实则会很严重的疾病。

（7）舌头疼痛

一般情况下，造成舌头疼痛的原因是溃疡、慢性炎症等器质性病变，但也可能说明身体有其他疾病。

有的专家认为，舌头上聚集着口腔里 2/3 的细菌，舌头上凹凸不平的表面也给细菌提供了非常利于繁殖的场地，所以，舌头上的细菌有可能会引发多种疾病。

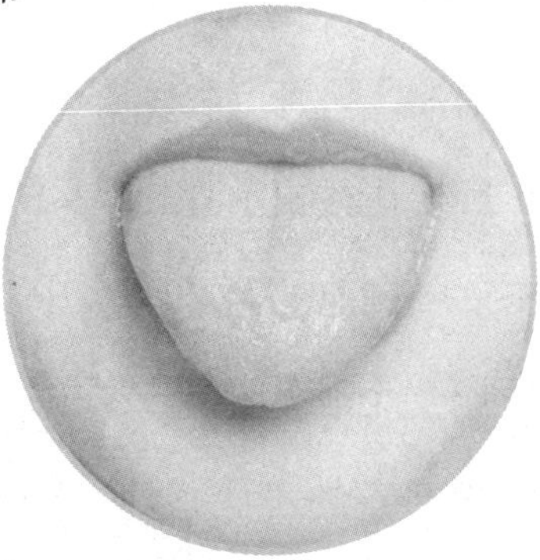

因此，守护身体健康，就要重视口腔炎症。

当身体内出现了炎症，免疫细胞一定会发出信号。上面的七点也只是冰山一角，大家要多关注自己的身体，别让身体的小问题酿成大麻烦。及时发现，及时治疗，才是健康长寿之道。

身体肿块，慢性炎症愈演愈烈

身体的某个部位出现了肿块，最大的可能就是体内的细胞被细菌感染了。当身体的某个部位被细菌感染时，细菌会大量繁殖，在此过程中会消耗大量的钠离子和蛋白质，消耗的钠离子又得不到补充，被细菌感染的部位就会越肿越大。

下面列举两种比较常见的肿块，大家可以对照检测一下：

（1）乳房肿块

很多人对自己的身体没有足够的重视，比如当乳房出现肿块时，可能是伴侣第一时间发现的，自己却毫无感觉。大部分人认为，乳房里出现个“小疙瘩”，不疼也不痒，没有必要去治疗，只有产生疼痛感才医治，这种想法显然是不对的。乳房肿块往往预示着乳腺疾病。

通常来说，乳房中有肿块，并伴随着剧烈的疼痛感，说明这个肿块是炎症性的。炎症性的肿块，除了会导致乳房产生严重的疼痛感外，皮肤表面还会表现为红、肿、热等炎症反应。如果是由于乳腺增生产生的肿块，乳房在月经前期就会出现胀痛感，经期过后，胀痛感会得到缓解，肿块也会缩小。如果是由于乳腺癌产生的肿块，患者在早期一般都没有任何感觉，等到有不适感的时候，肿块已经很大了，因为乳腺癌到了晚期才会有疼痛感。

不过，乳腺纤维腺瘤所产生的肿块同样没有疼痛感或者不适感，却能在偶然间发现。纤维腺瘤通常出现在年轻女性身上，它可以是多个肿块，并且形状规则，就是边界很清楚的圆形，摸起来很有弹性，通常直径在 3 ～ 4 厘米，皮肤表面基本完好，没有溃烂的情况，这些特征和恶性肿块完全不同。

其实在乳房中的肿块没有疼痛感时，就应该重视起来。因为乳腺癌的一个重要特征，就是乳房内的肿块是没有疼痛感的。所以，不要忽视乳房肿块，一旦发现，哪怕只是很小的一块，也要尽快去医院进行检查，这样才能消灭疾病隐患。

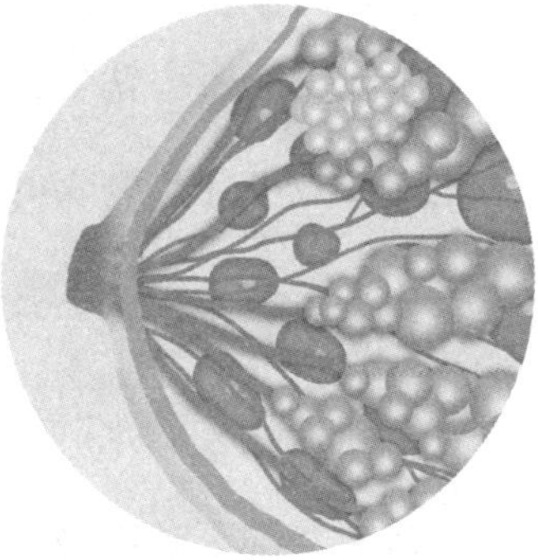

那么，女性朋友在平时应该怎样做，才能预防乳房出现肿块呢?

①保持健康的生活方式:避免过度劳累，保证充足的睡眠，保持良好的心情。

②定期进行乳腺检查：建议女性在青春期后每年进行一次乳腺检查，以便及时发现并处理可能存在的乳房疾病。

③合理饮食:多吃富含维生素和蛋白质的食物，少吃辛辣、油腻等刺激性食物。

④适当运动:平时注意锻炼身体，增强体质，提高免疫力，预防乳房疾病的发生。

⑤选择合适的胸衣:胸衣的尺寸过小，会使乳房受到压迫，导致血液流动受阻，从而使乳房下部血液淤滞，产生疼痛感，

还可能会导致乳头内陷，乳房发育不正常，严重的可能会导致乳腺癌。有报道表明，如果每天穿戴胸衣超过 12 个小时，那么患乳腺癌的概率就会达到 75%。所以，如果能不穿胸衣最好不要穿，减少穿戴胸衣的时间，或者穿大一点儿的胸衣。

（2）腿部肿块

双腿持续性的水肿，又痛又痒，而且在按摩之后依然无法得到缓解，甚至越来越严重，那就要及时医治了，可能是静脉出现了问题。

腿脚发生慢性肿胀，还有疼痛感，一般都是下肢静脉炎症导致的。当静脉中的小血管发生了堵塞，就会导致血液无法正

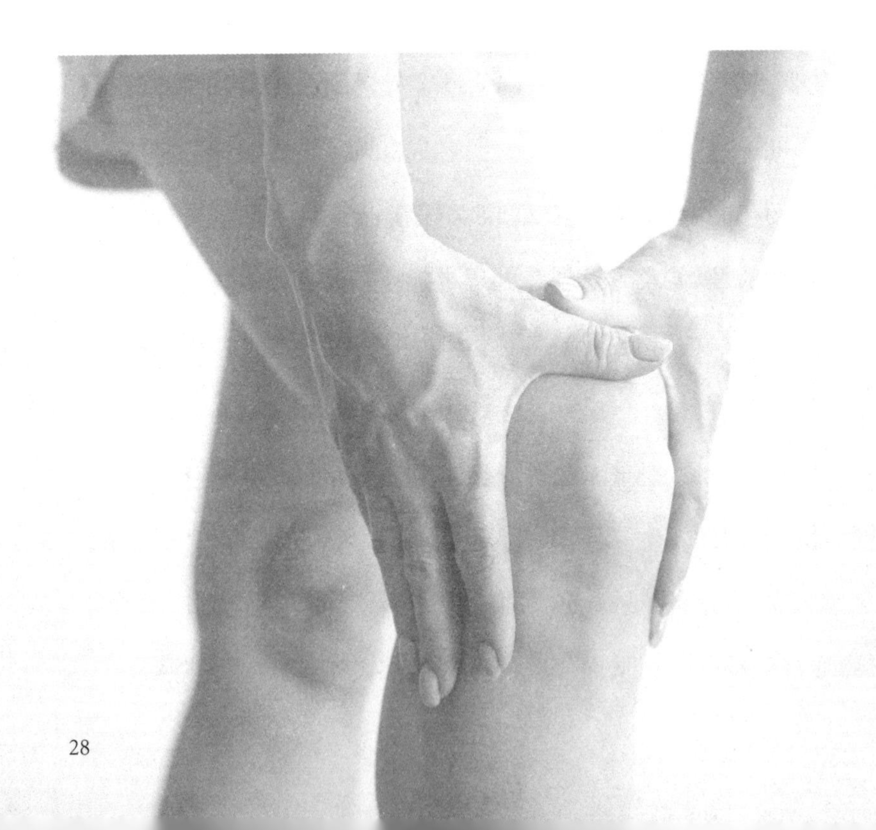

常回流，使双脚肿胀。如果人体内一条或者多条静脉被堵塞或者出现了感染，就会导致静脉炎，进而使堵塞部位出现疼痛感或者红肿。而静脉堵塞，会直接打乱血管的节奏，导致血液反流，并渗透到四周的组织中，血管壁受到炎症的刺激渗透性也变得更大。

静脉炎症最严重的结果会导致肺栓塞，危及生命。所以，如果腿脚持续性肿胀，就要十分注意了，尽快去就医。

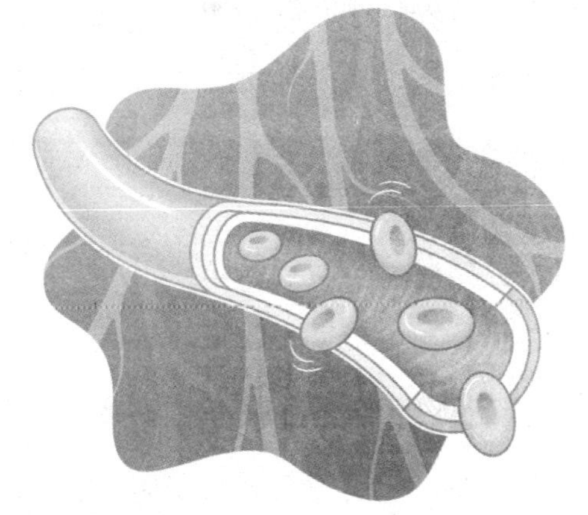

对于男性而言，不仅双腿肿胀，还发现胡须生长速度变慢了、气短、手掌发红等现象，极有可能是肝脏出现了病变，建议及时就医。

腿部水肿，并伴随褐色的色素沉着，特别是聚集在脚踝周围，说明患者有静脉曲张，而且患病时间很长了。

没有受到过创伤，但是腿部却有肿胀感、疼痛感，疼痛部位的皮肤发红、发热，那就说明腿部感染了炎症，也可能患有严重的静脉炎。

所以，只要腿部长期肿胀疼痛，不管是什么原因导致的，都要尽快去看医生，这样才能规避更大的疾病隐患。

别把出血不当回事儿

当身体某个部位出现出血情况时，大部分人都会感到非常害怕。其实，这并不需要过分担忧，大多数出血都是能解决的。出血就是你身体的某个部位出现了问题。所以，大家一定要重视出血问题，找出出血的原因，并进行针对性治疗。下面给大家列举几种出血现象，分析出血原因，并给出相应的解决对策：

（1）牙龈出血，不是“炎症”就是“上火”

牙龈出血其实很常见，比如，牙刷的毛太硬了，用这样的牙刷刷牙就很容易造成牙龈出血；没有刷牙习惯，或者刷牙姿势不正确，也会导致牙龈出血。这种情况造成的牙龈出血，不用太过担忧，更换软毛牙刷，出血症状可能会有所缓解。

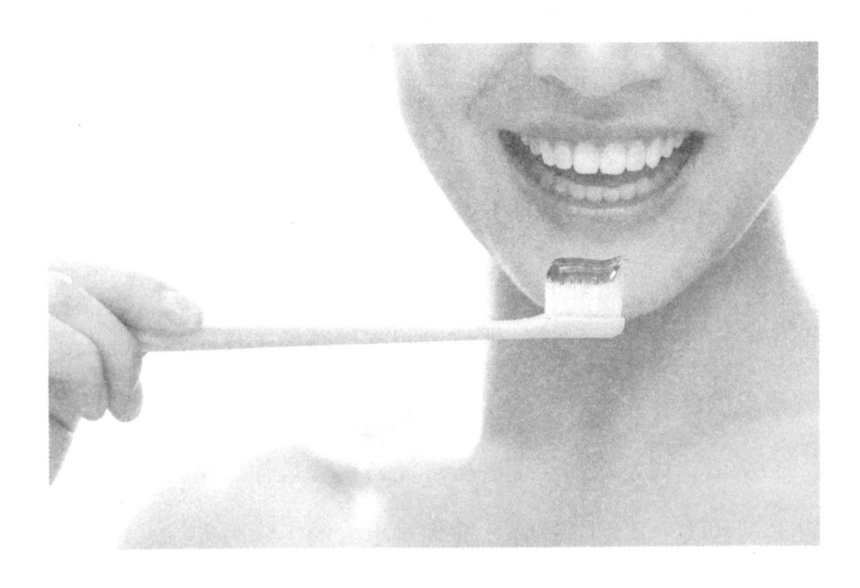

如果已经使用软毛牙刷刷牙了，而且每天都刷牙，还是出现了牙龈出血的情况，并且牙龈出血越来越严重，这就要引起重视了。

大多数人在刷牙或者吃东西的时候，都有过牙龈出血的状况，但出血量并不多，通过漱口或者不做处理就能止血，所以很多人觉得牙龈出血是小毛病，不觉得有什么大碍，就没有重视。

还有人觉得，牙龈出血是刷牙太频繁把牙龈弄坏了导致的，所以就不敢刷牙了。实际上，当牙龈出血时，直接忽视或者不刷牙，只会让牙龈问题越来越严重。比如，慢性牙龈炎会让牙龈和牙槽骨受到损伤，若是没有得到及时医治，牙齿就会脱落，还会引发多种全身性疾病，比如胃病、糖尿病等。

因此，当牙龈出血时，我们要给予足够的重视，这样才能维护牙周组织的健康，呵护消化系统，保持身体健康。当刷牙出血时，首先要排除是否患上了牙周病；其次，刷牙出血也是全身系统疾病在口腔的表现，刷牙经常出血，最好到医院进行全身检查。

正确的刷牙方式，可以使口腔保持清洁，预防龋齿和牙周病，同时也有助于保持口气清新，让牙齿更加健康，但是很多人并不知道应该如何正确刷牙：

①先刷牙齿外表面：将牙刷的刷毛斜放，与牙齿表面呈45度夹角，在牙齿和牙龈的交界处，轻轻做小圆弧状来回刷，

上排的牙齿向下轻刷，下排的牙齿向上轻刷。需要注意的是，刷牙龈的时候力度要轻。

②再刷牙齿咬合面：牙刷呈水平方向，用适当的力度（不能过小或过大）来回刷牙齿咬合面，还可以用保健型的牙刷或多面毛刷，对牙齿进行更深层的清洁。

③刷牙齿内侧面：牙刷保持竖起状态，用牙刷的前端上下摆动，清理牙齿内侧。

④轻刷舌头表面：从里面向外面把食物残渣轻轻清除，使口气清新。

需要注意的是，刷牙的时候力度不要过大，如果用力过大，不仅不能让牙齿更清洁，还可能会造成牙龈出血。长此以往，就会对牙龈和牙齿造成损害。此外，还要注意，刷牙之后，不要立刻食用甜食。

（2）尿血，不可忽视的问题

任何情况下尿血都是比较严重的问题，切不可置之不理。尿液中带有血液，说明泌尿系统有问题，上至肾脏，下至尿道，都可能出现了病变。

出现尿血不可忽视的原因就是结石和炎症，比如尿道炎、前列腺炎、膀胱炎等，每一种炎症都会让肾脏中的血液随着尿液抵达膀胱，再从尿道排出，所以就会出现尿血的现象。

膀胱是用来储存尿液的，如果膀胱感染了慢性炎症，也会导致尿血，还会有明显的疼痛感；如果前列腺出现了增生或者感染发炎了，就会因为血管充血而出现尿血的症状；如果女性出现尿血的症状，大多是阴道炎继发感染导致的；膀胱靠近阴道，若是膀胱有癌变，在性生活的过程中往往会因为生殖器的刺激，导致癌变部位破损出血，从而出现尿中带血的现象。

如果尿中带血的同时，身体多处伴有水肿，那么极有可能是患上了肾小球肾炎，这种疾病会导致肾脏受损；尿中带血的同时，伴有关节疼痛，那么极有可能是患上了系统性红斑狼疮，这是一种自身免疫性疾病。

所以，无论引起尿血症状的原因是什么，我们都要立即就医，还要把身体的症状全部告诉医生，比如身体的某些部位是否发生了水肿、尿液的颜色、排尿是否有疼痛感等，这样医生才能更好地对症治疗，使病情得到控制。

（3）咳痰带血

咳痰带血通常暗示着身体出现了大问题，比如，肺部出现感染，像慢性支气管炎、肺炎，都会导致咳痰的时候带有血丝。如果感染了细菌性肺炎，咳出来的痰是铁锈色的，这是因为血在痰中停留的时间太长了，这种疾病还会导致寒战、呼吸时伴随胸部疼痛感。

导致咳痰带血的另一种疾病可能是肺结核，是由结核菌感染肺部导致的，也属于慢性炎症，患有肺结核的患者，可能会经常咳嗽，午后体温还会升高。

咳痰带血可能还预示着会发生肺癌、心脏衰竭等病症。肺部的支气管发生癌变，表面黏膜溃烂出血，导致咯血，尤其是常年吸烟的人群，一定要多注意这方面的病症。心脏衰竭会导致肺水肿，病患的肺部时常处于充血状态，会经常感到呼吸困难，咳嗽时还容易咯出血。

需要注意的是，如果咯出大量的血块，还伴随着呼吸困难的症状，就要马上去医院治疗。

（4）鼻子出血

大多数人都觉得鼻子出血不是什么大不了的事情，因为鼻子出血通常在几分钟之后就能自行止血。导致鼻子出血最常见的原因，就是挖鼻孔。如果你经常处于又干又热的环境中，或者坐飞机的时间过长，都可能导致鼻子出血。

值得注意的是，鼻子反复出血，即便你知道原因，也要及时就医。

大多数局部性疾病，必须有诊断结果才能对症治疗。不进行检查，医生就无法正确地判断病情。

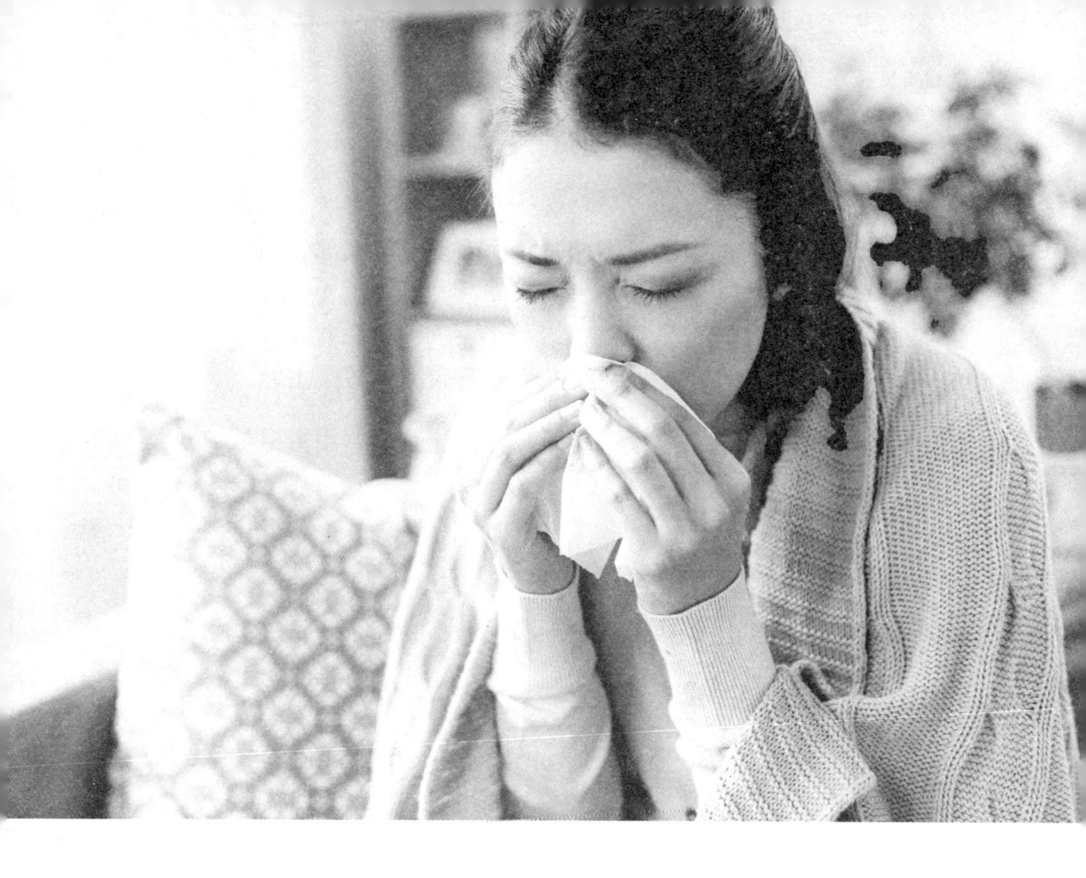

资料显示，在门诊治疗急性鼻子出血的患者中，年龄超过60岁的人，大多同时患有脑出血。

此外，像高血压、动脉硬化等这类老年人最容易出现的疾病，也会导致鼻腔内小动脉破裂而引发出血。虽然打喷嚏、挖鼻孔、鼻黏膜干燥等会导致鼻腔部位的血管压力变大，甚至破裂，从而引发鼻子出血，但这只是其中一个原因。像高血压、动脉硬化这种全身性疾病，才是鼻子出血最大的元凶。

因此，如果你的鼻子经常出血，并且没有好转迹象，建议及时去医院进行检查。

那么，在鼻子出血时，应该如何快速止血呢？

①身体坐直或微微前倾，避免血液倒流至喉部。同时，用拇指和食指轻轻捏紧鼻腔的两侧来施加压力。

②用冰块敷在鼻梁处，有助于血管收缩并减缓出血。

③用干净的纸巾或纱布轻压鼻孔，注意不要用力擤鼻子，以免进一步刺激出血点。

④放松身体，不要紧张。

⑤如果持续出血，可以把干净的纱布卷起来，塞进鼻孔，再用拇指和食指捏住两个鼻孔。

需要注意的是，不能热敷，否则会导致毛细血管扩张，血液流动速度就会加快，最终使出血情况更加严重，鼻血越流越多。

可以根据自己的实际情况选择合适的方式,如果鼻血不止，或者持续大量出血，一定要及时就医。

（5）性生活过程中出血

在性生活的过程中，阴道出血，或者出现血精都是不正常的。女性阴道出血，可能是阴道内部感染、发炎了，也可能是子宫颈出现了感染和损伤，或者是卵巢有恶性肿瘤和发炎……如果非月经期阴道出血了，建议尽快看医生，排查具体原因。

男性射出粉红色的精液，或者精液中带有血丝，可能是前列腺或者精囊出现了炎症。精囊是储存精液的仓库，如果精囊感染或发炎了，精囊就会充血水肿，甚至破损，破损后血液就会流入精液中，所以我们才会看到粉红色的精液，或者精液中带有血丝。也有一部分血精是精囊肿瘤导致的。

另外，前列腺炎、精囊结核等疾病，也会造成精液带血，年龄在 60 岁以上的患者，还要排查是否患上了肿瘤。

女性不孕，当心输卵管炎

孕育生命是一个充满幸福和期待的过程。男人睾丸中产生的精子和女人卵巢中产生的卵细胞在输卵管相遇，精子的头部

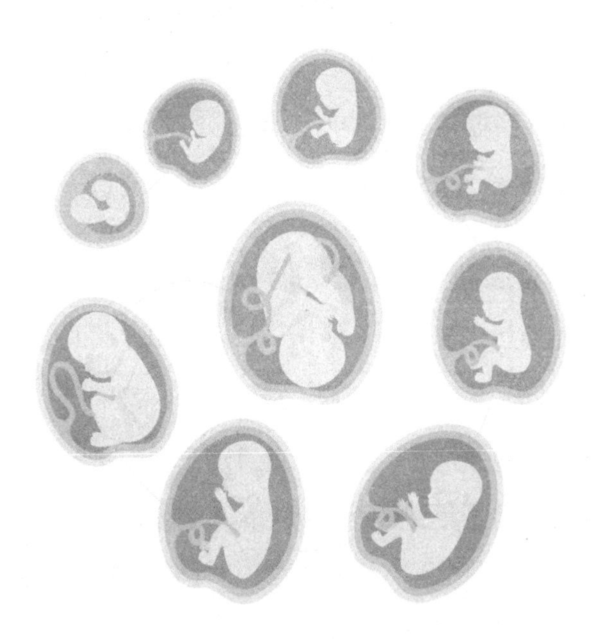

进入卵细胞，成为一颗孕育着生命的种子。这颗种子会在女人的子宫落地扎根，茁壮成长，经过大约40周，最终诞生出一个新生命。

孕育生命是一个复杂的过程，这个过程充满了很多不确定性因素。世界卫生组织是这样定义不孕不育的：在没有任何避孕措施的前提下，规律性生活尝试怀孕1年以上，依然没有怀孕，就是不孕不育。

这一节我们主要探讨的是女性不孕的原因，女性不孕多是由于为卵细胞服务的整个系统出现了故障，具体来说，就是阴道、子宫、输卵管等生殖器官被病原体入侵干扰了。

（1）阴道有炎症，导致精子活力下降

一旦病原体入侵到阴道内，就会导致阴道内的酸碱度发生变化，从而降低精子的活跃度。进入宫颈和子宫内的精子数量就会减少很多，受孕的概率自然也就不高了。

（2）子宫腔有炎症，不利于胚胎发育

子宫腔可以储存、运输精子，还有孕育胎儿的功能。如果病原体入侵到子宫腔，导致子宫腔发炎，就可能会造成宫颈粘连，使子宫内膜缩小、变形，就算精子和卵子顺利结合在了一起，胚胎也很难正常发育，甚至根本就无法存活。

（3）输卵管不通，精子和卵子无法结合

如果女性存在妇科疾病，精子就很难从阴道进入子宫腔内。就算后期把炎症治好了，之前免疫系统围剿炎症细胞时也会留下一些残留物，这些残留物很可能会变成组织，使输卵管不畅通。

如果残留物把输卵管完全堵住了，精子和卵子就无法结合在一起。如果输卵管没有被完全堵住，还有一半的空间可以通过，即使卵子和精子结合成了受精卵，也较难进入子宫腔着床，极易发展成宫外孕（异位妊娠）。

此外，输卵管积水会产生细胞因子，这种物质会对精子和卵子的质量以及胚胎的发育造成非常不利的影响，从而使女性无法受孕。

那么，除了先天问题外，还有什么原因会导致不孕呢？其实，不孕症大多来自不良的生活习惯：

（1）过度清洁

很多女性误以为阴道每天要用清洗液清洗才会健康干净，其实经常用清洗液冲洗阴道，不仅没有帮助，还不科学。

女性阴道是弱酸环境，乳酸杆菌相当于阴道内的守卫士兵，当外来病原体想要入侵阴道时，都会被它阻挡。盲目选择清洗液冲洗阴道，可能会把阴道中的有益菌也一起杀死。一旦病原体入侵阴道，失去有益菌的保护，阴道就会失去抵抗力，从而

引发炎症。

每天可以用清水冲洗阴道，千万不要随便使用清洗液。

（2）盲目节食

盲目节食会导致营养不良，特别是蛋白质、维生素和矿物质的摄入不足，从而影响身体各项功能和代谢的正常运作。营养不良不仅会让面容枯黄，还会干扰月经的正常周期，甚至会增加患子宫内膜癌的概率。

（3）不重视腹痛

几乎每个女性都有不同程度的痛经，但是痛经的背后可能是子宫肌瘤在作祟。如果在非月经期，感觉白带很多，而且下腹还有坠胀不适的感觉，一定要引起重视，这可能是盆腔炎的

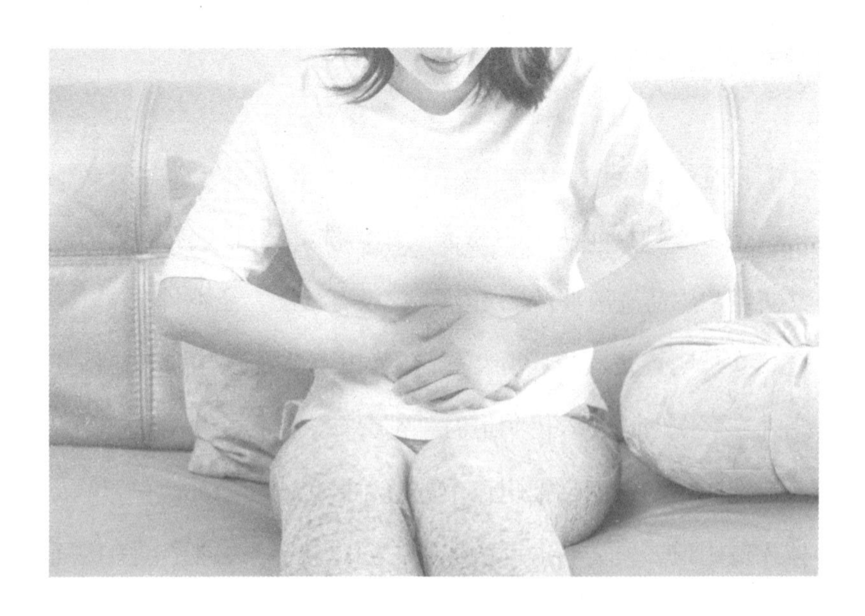

症状，需要进行专业诊断和治疗。

（4）不良的生活习惯

吸烟、饮酒、摄入过量咖啡因等都会影响女性体内激素的分泌，导致月经不规律和卵巢功能异常，进而影响生育能力。

（5）经常熬夜

经常熬夜会打乱正常的生物钟，导致女性内分泌失调，影响月经周期和卵巢功能，进而导致不孕。

（6）不良饮食习惯

饮食不规律、暴饮暴食、过度摄入高脂肪和高热量的食物等不良饮食习惯，会导致肥胖和内分泌失调，进而影响生育能力。

（7）月经不正常，尽早就医

如果发现月经量、颜色、频率出现问题，或者出现了痛经、崩漏、闭经等情况，一定要及时就医，这些症状其实都是生殖系统发出的信号，每一种问题都可能暗示着不同的妇科疾病，不解决这些问题，生育能力就会受到影响。

以上不良生活习惯都可能会导致女性不孕，所以建议女性在日常生活中养成良好的生活习惯，有助于维护身体健康和生育能力。

男性不育，当心前列腺炎

传统观念认为，不能孕育的原因都在女方，但是这种观点并不合理。不孕不育，也许原因并不在女人，而是男人。

我们可以把妊娠的过程看成种植花朵，一朵花能否发育完好，和三个主要因素息息相关：土壤、种子、环境。女人相当于土壤，男人相当于种子，土壤要肥沃，种子也要优质，播种才有可能生根发芽、开花结果。如果只是土壤肥沃，种子的质量很差，也很难生根发芽。现代社会，男性的压力越来越大，还受到其他更多因素的不良影响，男性不育的比例越来越大。

从临床资料来看，男性不育，其中不可忽视的一个原因就是炎症，包括以下几种：

①尿道炎：会导致尿道狭窄、尿频、尿急等症状，同时也会影响精子的生成和质量，从而影响生育能力。

②前列腺炎：如果前列腺发炎了，会对男性的身体健康造成影响，导致浑身乏力、腰部酸痛，还可能会出现尿痛、尿频，甚至血尿的症状。尤其会影响前列腺液的质量和数量，从而影响精液的质量，降低精子的活动能力和生存能力，进而导致不育。

③精囊炎：会导致血精、射精痛等症状，同时也会影响精子的质量和数量，降低生育能力。

④睾丸炎：睾丸是否健康对精子的质量起着决定性作用。如果病原体侵入睾丸，就会引发炎症，造成生育能力下降，甚至丧失。

⑤附睾炎：附睾在睾丸的后外侧，睾丸产生的精子必须经过此地，相当于精子发育、成熟的摇篮。若是附睾发生了炎症，出现病变，将会直接造成精子死亡，甚至不育。

男性的身体构造导致其生殖器官很容易发生感染，因为尿道和精液的出口是同一个，如果泌尿系统发生了炎症，生殖器也很难逃脱，比如睾丸炎、附睾炎就是尿道炎导致的。所以，当泌尿系统出现如下问题时，一定要及时就医。

①尿液不正常：当排尿系统发生感染时，尿液就会出现异常，比如脓尿、血尿等。

②腰痛：如果泌尿系统出现问题，最常见的症状就是腰痛。不过肾脏及其周围出现病变同样会使男性腰痛，需要到医院进一步排查。

③排尿出现问题：如果出现了尿痛、尿急、尿频或者尿失禁等症状，就要注意了，一定要及时就医。

若是出现了上述症状，最好及时咨询医生。那么，男性在平时该怎么做，才能避免泌尿系统出现炎症呢？

①能不抽烟就不要抽，能少喝酒就少喝，避免熬夜。

②每天清洗私处，注意会阴部和尿道周围的卫生，勤换洗内裤。

③平时多喝水、多排尿，以保持尿道通畅，避免因前列腺肥大、受压、充血、水肿而致慢性尿潴留。

④尽量避免不洁性行为，性生活前后清洗性器官，并且要注意不要使用刺激性强的沐浴露等。

⑤积极治疗体内其他感染病灶，如扁桃体炎、龋齿等，避免感染蔓延至泌尿系统。

⑥饮食要注意清淡，避免辛辣、油腻的食物，多食用清淡利尿的食物，如梨、西瓜、黄瓜等。

⑦积极加强锻炼，不仅可以增强精子的活力，还能增强体质，提高身体免疫力。

⑧让睾丸处于舒适的环境中，避免高污染、高温的环境。

有害的生活方式会让身体逐渐衰退，还可能会造成终身不孕不育。千万不要因为一时的享乐，让自己失去为人父母的机会。

第三章

你为什么会发炎

肥胖是炎症的“摇篮”

前面介绍了慢性炎症与全身性疾病的相关性。这一章主要讲解引起慢性炎症的原因之一——肥胖问题。

身体越肥胖，身体潜在的疾病就越多。换句话说，如果你吃得过多或者几乎不怎么运动，不在乎自己身体的肥胖问题，慢性疾病就会越来越严重。

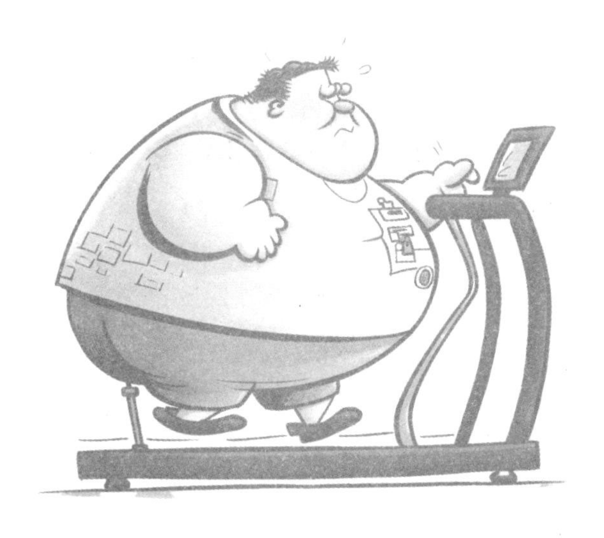

我国疾病预防控制中心对体重指数（BMI）进行了定义，成年人 BMI 数值大于等于 24，但是在 28 以下视为超重，BMI 为 28 或者超过了 28 视为肥胖（见表 3–1）。体重指数计算公式为：

$$BMI=体重（kg）÷［身高（m）］^2$$

BMI 数值是判断身体健康状态的重要标准，一旦 BMI 超过了 25，即便身体检查一切正常也不能掉以轻心，因为我们的身体内部极有可能出现了潜在慢性疾病，只是医学手段暂时还无法检查出来。

表 3-1 肥胖程度分级表

单位：kg/m^2

BMI	判定
BIM ＜ 18.5	体重过轻
18.5 ≤ BMI ＜ 24	健康体重
24 ≤ BMI ＜ 28	体重过重
BMI ≥ 28	肥胖

资料来源：《健康中医行动（2019 ～ 2030 年）》。

如果觉得使用以上公式计算起来太麻烦，那么，也可以选择中国疾病预防控制中心公布的测量腰围的标准来判断：

①男性腰围＜ 85cm

②女性腰围＜ 80cm

如果腰围尺寸超过了以上数值，就说明可能是内脏脂肪型肥胖（也叫“苹果形体体形”，经过 CT 扫描，内脏脂肪面积在 $100cm^2$ 以上），内脏脂肪较多的肥胖人群，最容易出现潜在慢性疾病。

肥胖人群的脂肪组织会呈现低氧状态，这是因为身体肥胖会导致脂肪细胞变大，并引起脂肪组织的拥挤。这种拥挤状态会使血液流动减缓，导致局部性的氧气不足。最终导致氧化压力增加，引发慢性炎症。

常年肥胖还会导致高血压、高血脂和高血糖：

（1）肥胖会影响胰岛素发挥作用

肥胖者的脂肪组织会释放出多种导致炎症的介质，使胰岛素的功能无法正常运转（胰岛素可以推动血液里的葡萄糖流向全身，同时使血糖值降低）。

通常情况下，饭后人体血液中的葡萄糖水平会升高，胰腺此时会制造胰岛素，促进血糖进入肌肉和脂肪组织，所以，血糖才会降低。但是，肥胖者的脂肪组织会使胰岛素的功能无法正常运转。

虽然导致胰岛素功能下降的原因有很多，但是最致命的就是 TNF-α、抵抗素等脂肪细胞因子（这些物质是膨胀变大后的脂肪组织释放出来的），它们会阻碍葡萄糖进入细胞。如果葡萄糖不能进入细胞，血液中的葡萄糖浓度就会升高。

此外，肥胖人群体内脂联素的分泌量会变少，而这种物质是可以抑制炎症的，还能促进葡萄糖进入细胞。当它的分泌量减少后，胰岛素的功效就会降低，血糖也就很难降低。这就会给大脑传送一个错误的信号：胰岛素不好用了，要再多分泌一些胰岛素才能控制血糖。所以，胰岛素就会过量分泌，包括抵抗素、TNF-α 等脂肪细胞因子也会过量分泌，时间长了，就会导致糖尿病。

（2）肥胖会导致高血压

肥胖导致高血压的原因有多个方面：

①不良的生活习惯：肥胖患者通常都缺乏运动，且在日常生活中摄入脂肪类食物较多，如果长期保持这种生活习惯，就极有可能会引发高血压。

②胰岛素抵抗：肥胖患者往往存在胰岛素抵抗，这会使血糖异常，导致血压水平升高，进而引发高血压。

③肾上腺皮质功能亢进：一些肥胖患者可能是肾上腺皮质增生引起的，这可能会使肾上腺皮质激素的分泌量增加，也可能会导致高血压。

④血管负担过重：肥胖患者由于体内脂肪比较多，迫使毛细血管扩充，导致血液总容量增高、心脏的输出量增加，长期如此就会因为血管负担过重而诱发左心室肥厚，进而引起血压升高。

（3）肥胖会导致高血脂

肥胖不仅会引发糖尿病和高血压，高血脂也可能会紧随而来。

长期过量饮食，导致脂肪细胞中存入超量的脂肪，当脂肪细胞处于这种状态中，会将游离脂肪酸释放到血液中。血液中的游离脂肪酸有两个去处，一是转化成热量被利用；二是在肝脏中被转化成中性脂肪或者胆固醇等物质，然后再次流入血管中。这会导致血液中的胆固醇或中性脂肪变多，从而引发高血脂。

如果把人体的血管比喻成管道，不健康的脂类在管道中过多积累，就会导致血液变得黏稠，甚至堵塞。这会增加动脉硬化、心肌梗死、脑卒中等疾病发生的风险。

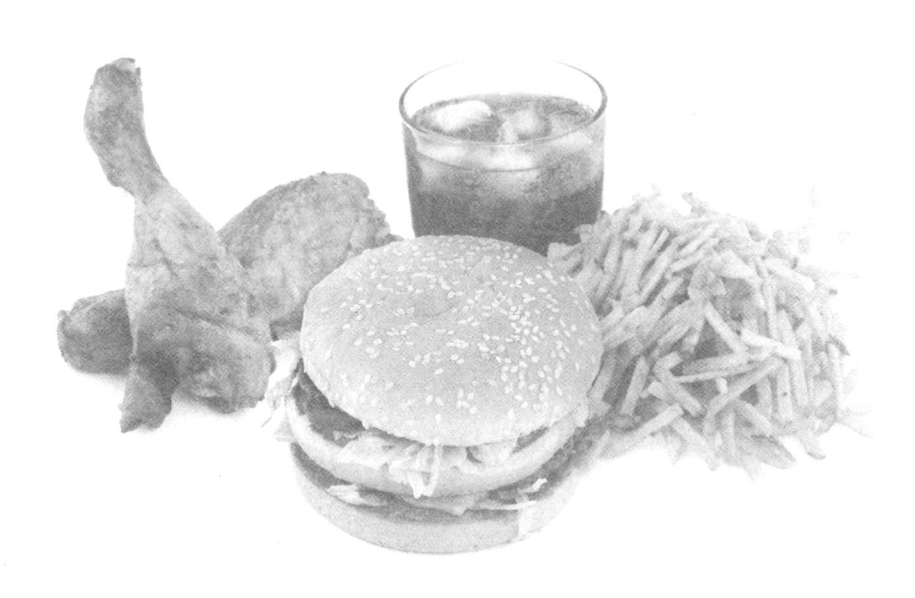

以上是肥胖对人体的危害，严重的可能会危及生命。所以，想要健康长寿，首先就要减肥。

吃出来的慢性炎症

当代社会，受环境影响，过敏体质的人越来越多，有的人只要吃小龙虾就会过敏，嘴巴红肿、呼吸困难。不对食物过敏的人可能会觉得这也太夸张了。其实并没有，严重的食物过敏还可能会危及生命。

根据世界变态反应组织（WAO）对30个国家进行的过敏性疾病流行病学调查，约有22%的人患有过敏性疾病。尘螨、花粉、宠物、霉菌，甚至美味的食物，都有可能会引发过敏，使体内出现慢性炎症。

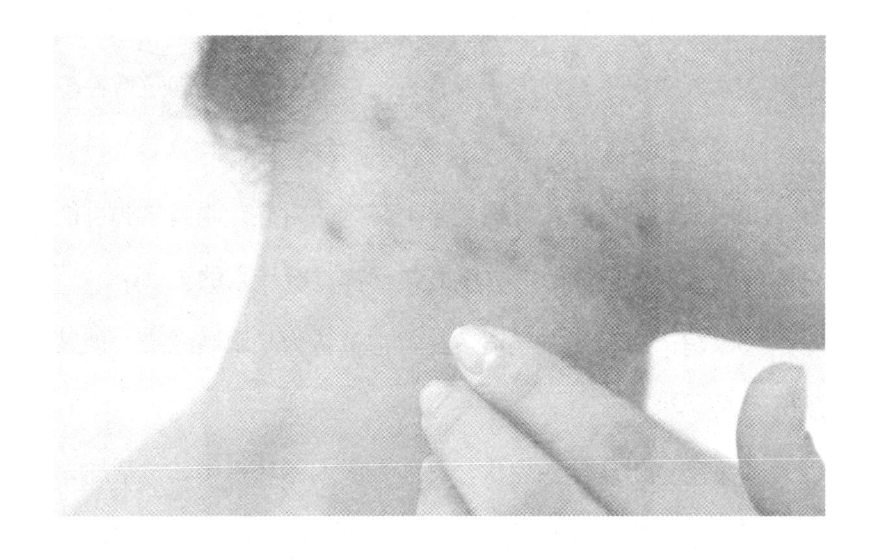

食物过敏，轻则会使皮肤出现皮疹、痛痒、红肿，严重的还会危及生命。一般来说，有些人在吃了某种食物出现急性过

敏后，就不会再吃这种食物，所以就不会导致更严重的后果。但是有些人对一些食物的过敏反应是慢性的，慢性过敏会导致头痛、关节疼痛等症状，这些症状并不明显，所以很多人就没有引起重视。使身体长期处于慢性过敏状态。

医学研究证明，大部分的慢性病是由于食物过敏导致的慢性炎症反应。所以，即使自己并不是过敏体质，也不要对食物过敏掉以轻心。

那么，应该怎么判断自己的病是不是由食物过敏导致的呢？可以从以下几方面来进行判断：

①个人病史：之前吃过某些食物，使身体出现了皮疹、呕吐、头痛、气喘等症状。

②家族病史：家族中是否有人是过敏体质，比如过敏性鼻炎、哮喘等。

③眼睛经常水肿：特别是早上起床的时候，眼睛水肿可能是睡前喝太多水造成的，也可能是食物过敏导致的。

④眼睛干痒，红血丝增多：常常被认为是眼睛感染，但其实并不是。

⑤鼻塞：出现鼻塞症状，可能是吸入了环境中的过敏原，也有可能是食物过敏的反应。所以如果经常鼻塞，就不要总靠喷药来解决了，弄清楚过敏原才是关键。

⑥经常咳嗽：长期持续性地咳嗽很大概率是因为食物过

敏，引发了气喘造成的。

⑦病症很难治愈且反复发生：如果身体出现疾病，却迟迟找不到原因，可能是食物过敏导致的。

如果你也有以上症状，说明你也对某些食物过敏。

那么，导致过敏的食物一般都有哪些呢？

曾经有一个针对633名在8个月～88岁年龄段人群的食物过敏研究，测试了96种亚洲人经常食用的食物。结果表明，对鸡蛋和乳制品过敏的人群占比较大。81%的人发生过敏反应后，会感到非常疲乏，身上还会出现皮疹；70%以上的人在发生过敏反应后还引发了感冒，还有一部分人出现了胀气、失眠等症状。

此外，研究人员还发现，导致幼儿食物过敏的食物，大多是牛奶、花生、蛋类、小麦、鱼类、坚果。而导致成人年出现食物过敏的，99%都是花生、坚果和甲壳类海鲜。

表3-2中是最容易引发过敏反应的食物排名。

实际上，很多人都有食物过敏的现象，只是很多人并不知道。几乎没有人想到自己偏头痛、关节炎或者哮喘，其实

表 3-2 引发过敏反应的食物排名

排名	食物名称
第一名	牛奶（包括牛奶制品：酸奶、奶酪）
第二名	蛋类（特别是蛋白）
第三名	小麦
第四名	黄豆
第五名	花生和坚果类
第六名	玉米
第七名	鱼类和甲壳类海鲜
第八名	菠萝
第九名	酵母
第十名	葡萄柚

是因为吃错了食物。就算去就医，如果交代不清楚发病的主要原因，医生也只能暂时缓解疾病症状，不能从根本上解决问题。

那么，怎么判断自己对哪种食物过敏呢？如果你怀疑自己对某种食物过敏，可以通过记录脉搏的方式，了解自己是否正值过敏反应期。具体操作如下：

用一只手拿表，坐下来休息数分钟。当你完全放松后，测量手腕的脉搏，数数 60 秒内脉搏跳动的次数。正常的脉搏是每分钟 52 ～ 70 次。然后吃下你怀疑会引起过敏的食物，等 15 ～ 20 分钟后，再测量一下脉搏。

假如你的脉搏（每分钟）增加 10 次以上，要禁吃此种食物一个月，然后再做测试。

当然，当脉搏跳动次数变化大时，可能是食物过敏的症状，但脉搏变化并不能完全确定是否是食物过敏，如果出现了疑似过敏症状，还是要第一时间就医。通过食物过敏检测，一般都可以准确找到引起过敏的食物。

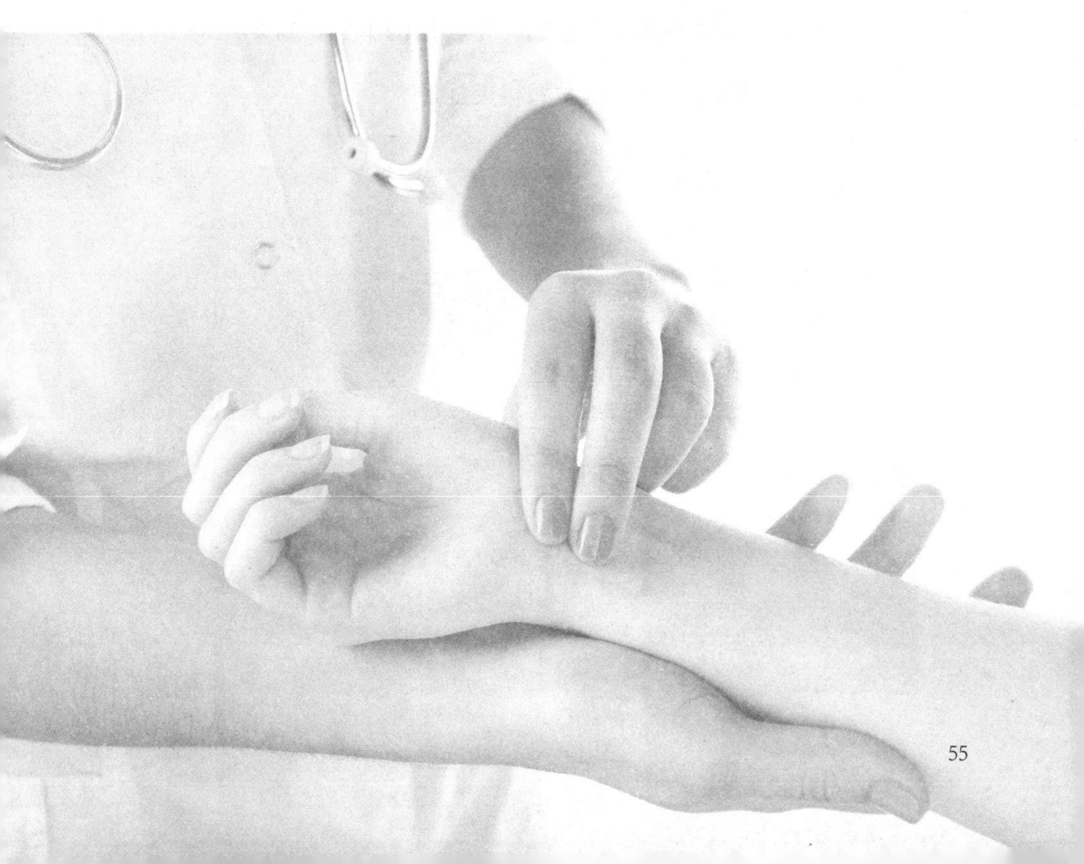

久坐出来的妇科炎症

在当今社会，以脑力劳动为主的人口逐渐增多，长时间坐着工作变得非常普遍。人们的娱乐方式也从丰富多样的活动转变为看手机或电视，这意味着除了上厕所的时间，我们基本都在坐着。这种状况实际上对我们的健康构成了威胁。

久坐看着没什么大碍，实际上容易导致心血管疾病、肥胖、糖尿病等。而且可以明确的一点是，久坐会对血管健康产生不良影响，可能会导致高血压、高血脂、炎症、代谢损伤等。

从中医的角度来看，久坐伤身是公认的事实，特别是对于女性而言，久坐很可能会引发妇科炎症。

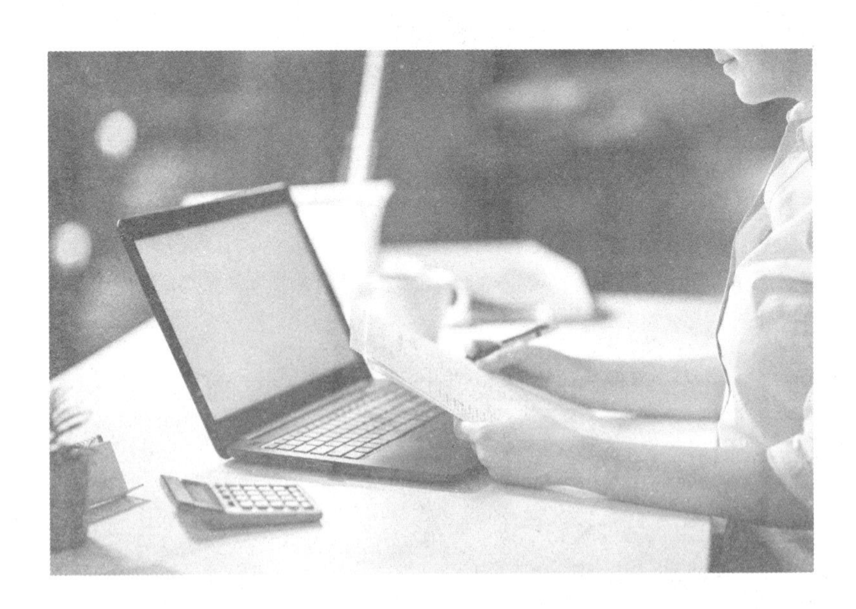

据统计，有 10% 的育龄女性患有不孕症，特别是在办公室低头伏案工作的女性。久坐会使女性的盆腔充血，从而导致附件、宫颈血液运行受阻，进而导致卵巢缺氧，造成妇科炎症。

女性不孕的原因有三种，一是肥胖，二是营养不均衡，三是妇科炎症。如果有子宫过度前倾或后屈的情况，月经期间久坐还可能会使本该向下顺流的经血逆流而上，导致慢性盆腔充血、肿胀，使下腹部疼痛等。

除了久坐，长时间保持不良坐姿也会引发多种妇科疾病。比如某些坐姿会导致阴部憋闷，就会增加病菌滋生和感染的概率，而病原体向上扩散后，还会对盆腔造成不良影响。再比如跷二郎腿，会影响腿部血液的运行，同时导致盆腔内血液循环受阻，使原本的妇科炎症更加严重。

那该如何避免久坐带来的妇科疾病呢？想要改善这种状况，只要保证每天活动身体至少 30 分钟即可。

下面给大家提供几个锻炼身体的方法：

①办公楼层比较低的情况下，上下班尽量不坐电梯，走楼梯。

②坐着工作 1 小时后，起身活动活动，比如去茶水间喝杯茶，下楼溜达一圈等。

③早晨提前出发 20 分钟，早两站下车，步行到公司。

④中午午休时间，吃完午餐，可以在办公楼下遛遛弯，15 ~ 20 分钟为宜。

⑤大多数人做不到，但是最好的方式：每周抽 3 ~ 5 小时做运动，跳绳、跳健身操或者跑步都可以。

实际上，就算每天都运动锻炼，也不能抵消久坐带给身体的伤害。只不过，运动比不运动强。千万不要认为反正都对身体造成伤害了，就无所谓了。最好坐一会儿或者躺一段时间后，拉伸拉伸四肢、换个坐姿等。

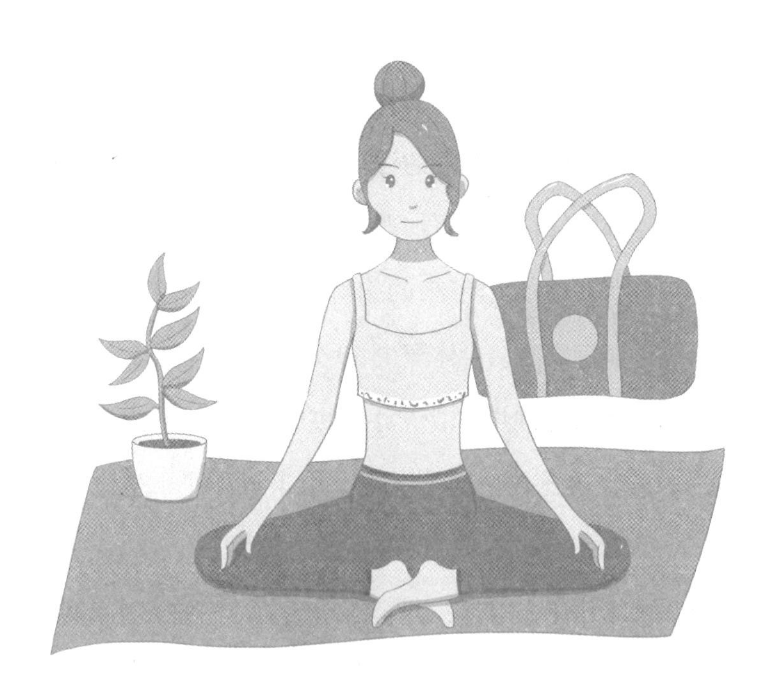

总盯着电子屏幕引发的炎症

环顾四周，我们生活中的每个角落都充斥着电子屏幕。工作时面对电脑，通勤时查看手机，回到家眼睛更是离不开手机屏幕，就连很多公众场合也都用大屏幕来吸引人们的注意。

长期面对电子屏幕，你是不是出现过以下问题：

眼睛偶尔会视物模糊、干燥、畏光，甚至会有灼热感；时常感到头痛，而且是头部的某一点痛；出现肩颈痛、腕管综合征等症状；夜里难以入睡等。

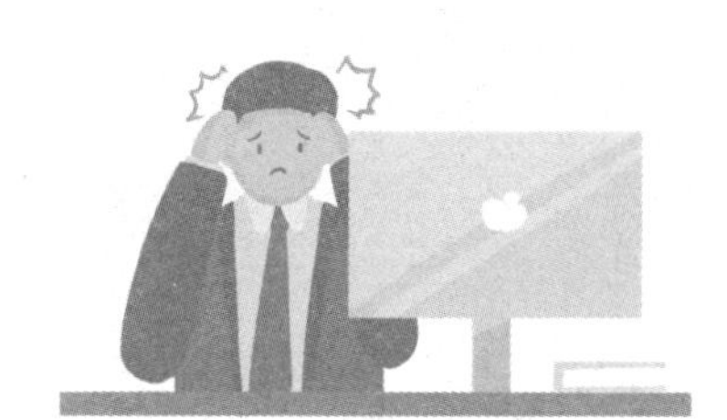
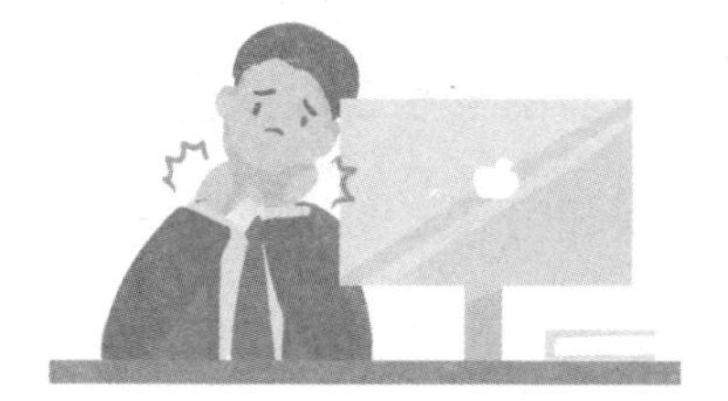
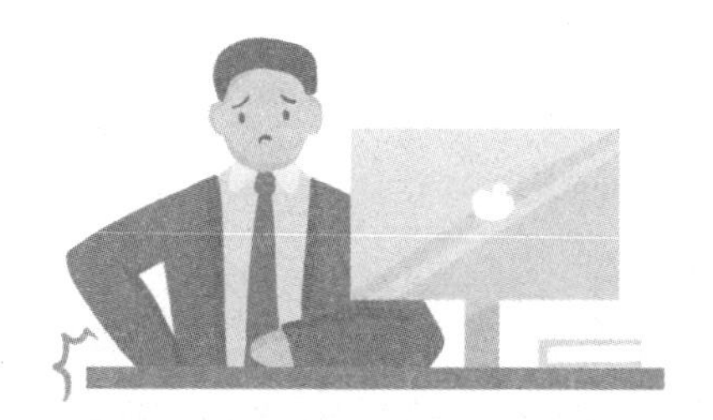
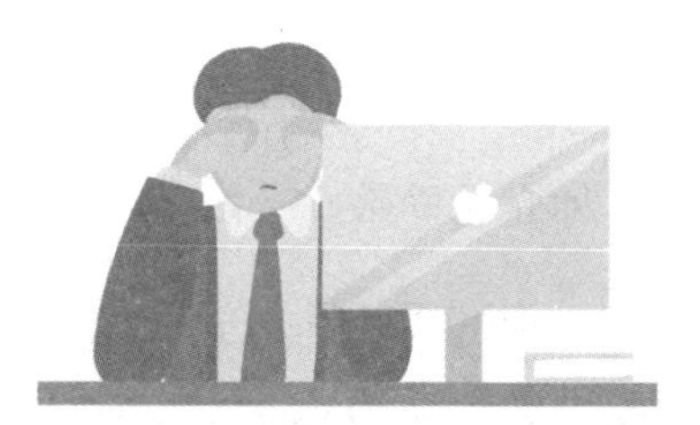

很多人都认为电脑屏幕是静止不动的，其实并非如此，只要打开屏幕，它便以毫秒的速度不停地闪烁。如果一个人长时间盯着电脑屏幕，或者熬夜看视频、玩游戏，那么在关闭屏幕后，只要闭上眼睛，就会感觉有电光在闪烁，而且由于身体长时间保持一个姿势不动，肌肉很容易感到酸痛，特别是肩颈和手腕部位。

此外，现代人活动量普遍较少，体质越来越差。长时间盯着电子屏幕，不仅会对机体免疫力造成不良影响，引发多种炎症，甚至还会损伤心脑血管，导致过度劳累引发猝死。

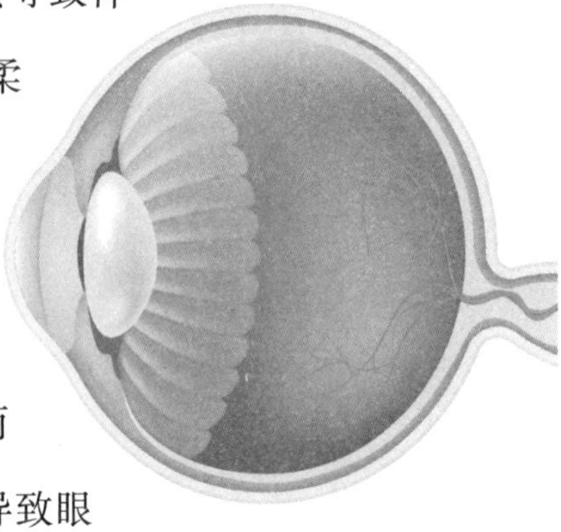

长时间盯着电子屏幕，还会导致神经源性炎症。眼睛是全身最为柔软脆弱的器官，眼睛的角膜、结膜和空气之间仅间隔一层泪膜，如果泪膜受到了损伤，角膜和结膜就会直接接触空气，而空气中有很多致病菌，很容易导致眼睛红肿发炎，引发神经源性炎症，该炎症由神经系统释放出的某种介质导致。

泪膜受到损伤后，空气中的有害物质会刺激角膜或结膜，从而导致眼睛红肿、流泪。实际上，这种现象是眼睛开启了自我保护功能，此时眼睛已经非常敏感，最好不要再长时间盯着电子屏幕。

但是，很多人不得不长时间对着电脑或者手机工作，那该怎么办呢？下面推荐几种眼睛保健法，对保持眼睛健康有一定的帮助。

①电脑摆放的位置和高度，需要按照自己的需求来调整，以眼睛舒适为准；电脑屏幕的明暗度要根据室内光线的明暗调整，同样以眼睛舒适为准；当眼睛感到难受时，应立即停止工作，眺望远处休息片刻。

②在手机上设置一个间隔30分钟的闹钟，当闹钟响起，就闭眼休息或者眺望远处5分钟，也可以看看绿色植物，让眼睛得到充分放松。

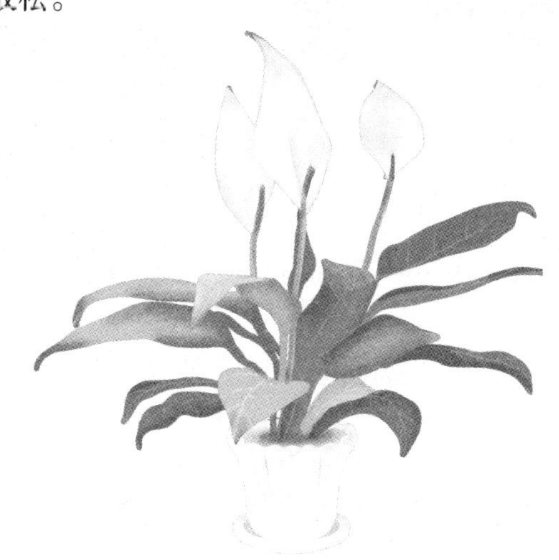

③室内光线在电脑屏幕上的反射，对眼睛的伤害较大，很多人都会忽略这一点。电脑的屏幕是否反射照明光线，可以关

闭电脑屏幕检测一下。

④当眼睛感觉干涩不适时，可多次眨眼，这样可以分泌更多的泪液，让干涩的眼睛得到润滑。眼睛特别干涩时，还可以滴人工泪液进行缓解，并用温热的毛巾热敷。切记不要用普通滴眼液，普通滴眼液含有防腐剂，会损害眼睛的健康。

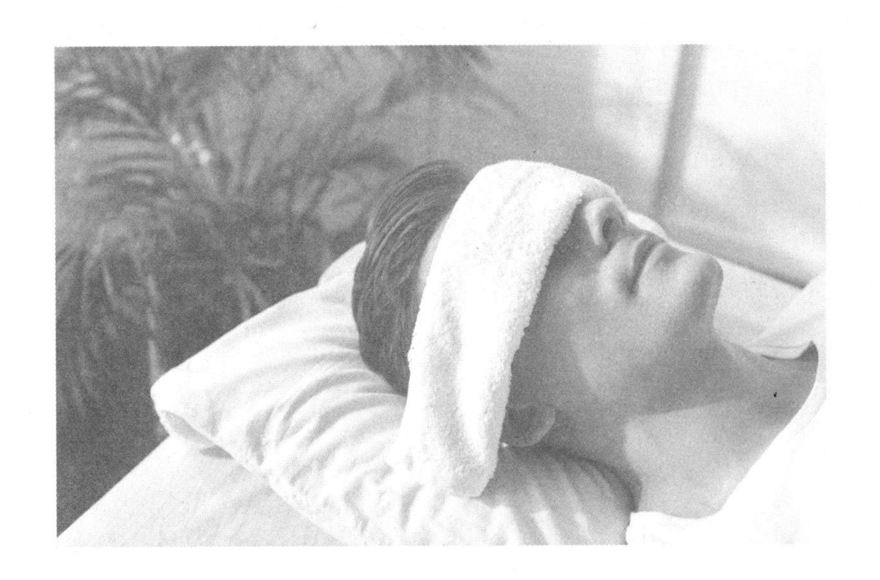

⑤把键盘放在电脑屏幕的正前方，让屏幕的焦距平均分布，这样可以让眼睛的负担更轻。

⑥长时间盯着电脑屏幕工作时，坐姿要正确，背部、臀部尽量贴近椅背，不要弯腰驼背。

尝试以上方法后，如果眼睛难受情况没有得到缓解，那就要咨询专业医生。

听说过情绪炎症吗

个人的精神状态会影响其身体健康，美国宾夕法尼亚州立大学的一项研究表明，负面情绪（消极情绪），比如伤心、愤怒等，与炎症的加剧存在密切关联，这往往预示着个人的身体健康状况欠佳。

《黄帝内经》中有这样一句话：怒伤肝、喜伤心、思伤脾、悲伤肺、恐伤肾。生而为人，偶尔都会出现以上情绪。但是，如果这些情绪频繁出现，且没有得到及时的疏导，那么人体内与之相对应的脏腑就会受到伤害。

世界心理卫生组织同样指出：70% 以上的人都会以攻击自己身体器官的方式来消化自己的情绪。情绪对胃肠道的影响极为明显，焦虑、压抑的情绪会刺激胃肠道，使胃肠道功能很难正常运行。

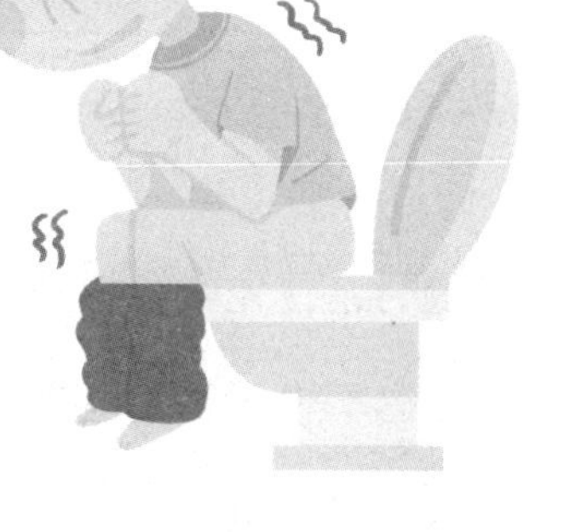

那么，情绪对胃肠道会造成多大的损伤呢？

在所有的身心疾病中，胃溃疡、十二指肠溃疡等胃肠疾病的发病率很高，据统计，全世界有 10% 的人都患过消化性溃疡。

不良的情绪还会影响人体免疫力，你是否遇到过这种情况：刚接到一个紧急任务时，整个人精神抖擞，一旦任务完成可以休息时，身体却生病了。也许你认为这只是巧合，但其实这是“情绪影响免疫力”的反应。

人的大脑中有个结构为杏仁核，当人在焦虑时，杏仁核会发出分泌皮质醇（氢化可的松）的信号，皮质醇是身体应激状态下产生的天然兴奋剂，可以让人精神抖擞，“战斗力”增强。但是如果这种物质分泌过多，就会抑制免疫系统的活性，避免炎症反应发生。人在放松后，分泌的皮质醇少了，免疫系统也不再受抑制，炎症反应便会正常发生了。

所以，当我们长时间处于消极情绪中，最好及时进行疏导，以免让坏情绪伤害我们的器官和免疫力。

那么如何确定自己是否处于消极情绪中呢？可以试着回答以下几个问题：

①在处理问题时，首先就会想到糟糕的结果，所以对很多事情总是拖着，迟迟不想开始，也没有什么兴致。

②当看到电视或者手机中播放自然灾害、人权问题的报道

时，情绪很容易出现剧烈波动，悲伤、恐惧、愤怒、失望等消极情绪扑面而来，久久不能平复。

③每当需要做决定时，就会犹犹豫豫，耗费自己大量时间和精力，感觉非常无助。

④对很多事情都是“三分钟热度”，不能持之以恒，也不会定目标、做规划，潜意识里总是选择比较容易做的事情。

⑤对于自己的处境，总是感觉困难重重，忘记自己也有选择生活和改变生活的能力，同时有意无意地让自己处于糟糕的状态中，甚至自暴自弃。

⑥从内心深处认为自己不够完美，不值得别人喜欢，也总是担心被别人拒绝。

以上 6 个问题，只要有一个问题的答案是肯定的，那么你可能已经长期处于消极情绪中并患上了“情绪炎症”。

但也不用过于担心，只要我们在平时多关注一下自己，在出现负面情绪时，用适合自己的方法，去应对、疏导负面情绪，通常都能缓解不良情绪。

（1）不要过度自我批评

“吾日三省吾身”本是一件促使自我成长的好事，但如果做过头，对自己过度批评，就会适得其反，导致自卑。我们要知道，人无完人，没有任何一个人是完美无缺的，要懂得发现并欣赏自己的长处。

（2）整理收纳物品

当我们伤心难过的时候，做家务能让我们的心情平复下来。因为整理就是一个治愈的过程，当我们忙于整理物品时，心会静下来，把关注点都放在整理物品上，暂时把烦恼抛到九霄云外。而且，看到房间因为自己的整理而变得井然有序，也可以减压。

（3）远离不健康的关系

人是由关系连接在一起的，但不是每段关系都是积极健康的，所以并不是每一段关系都需要维护，就算是亲人、伴侣、朋友，和他们相处时总会感到难受、委屈，也要远离。

（4）限制自己看手机的时间

如果睡眠出现障碍，情绪问题一定会接踵而至。而现代人睡眠问题的罪魁祸首大多都是手机，很多人睡前看手机，导致晚睡、失眠。

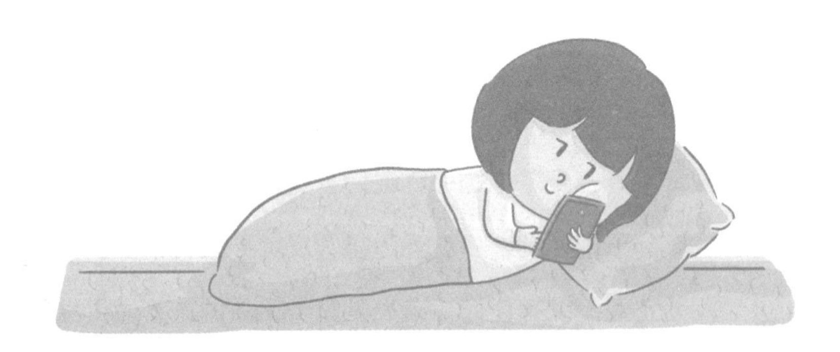

所以大家最好限制自己使用手机的时间，特别是睡前 1 小时，可以把手机设置成静音，或者干脆放在其他房间。

（5）感受生活中的幸福点滴

不忙的时候，那就用心去欣赏生活中的小美好吧，比如和家人一起吃饭、陪孩子画画、修剪花草等。通过做这些事情，不仅可以把“情绪垃圾”从大脑里清除，还能与身边的人建立更加和谐的人际关系。

以上 5 点仅供参考，每个人都有适合自己的处理情绪的方法。希望大家在陷入负面情绪时，可以尝试寻找对自己有效的方法，远离情绪炎症，维护身心健康。

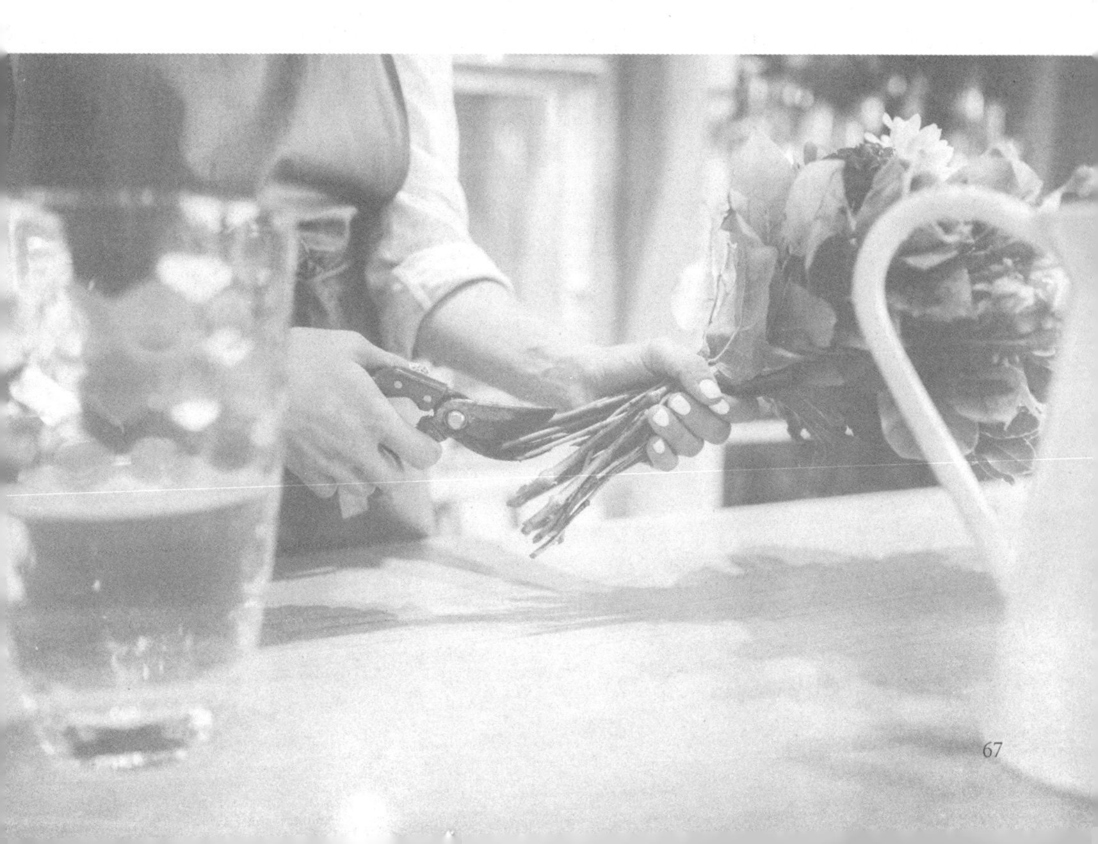

最常忽略的社交问题

在互联网时代，我们的社交成本大幅缩减，媒介平台为我们的购物、娱乐提供了更便捷的条件。即使在疫情期间，大家足不出户，通过网络也能处理大部分工作。可以说，目前我们的生活和工作都高度依赖社交媒体。

但是，我们对社交媒体太过依赖了。因为有了社交媒体，我们在线上的沟通越来越多，见面的时间越来越少，有些人甚至通过互联网完成了 90% 的生活购物、工作、娱乐，严重脱离现实世界，远离社会，变得越来越孤独。当人感到孤独时，反而会更加依赖社交媒体。长此以往，就会导致社交媒体成瘾症。虽然在精神医学界没有明确社交媒体成瘾症是一种精神疾

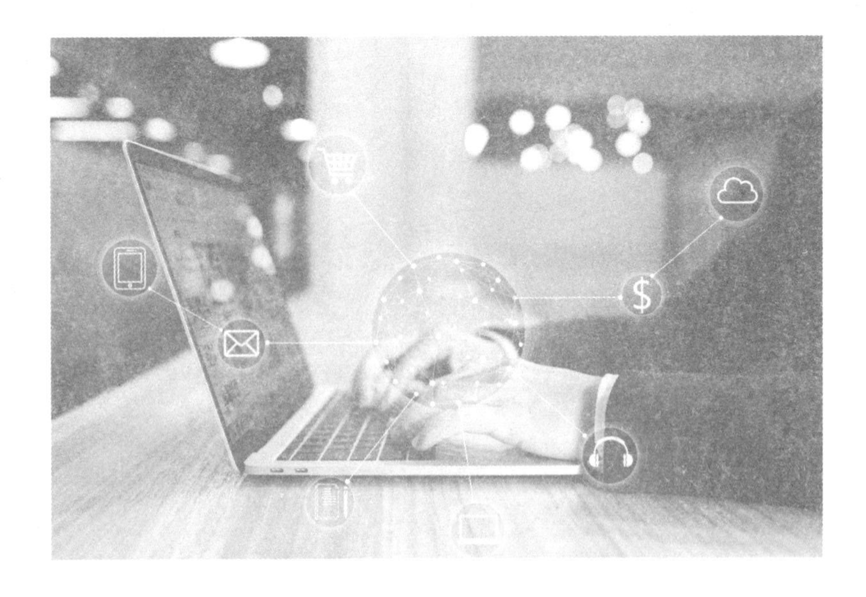

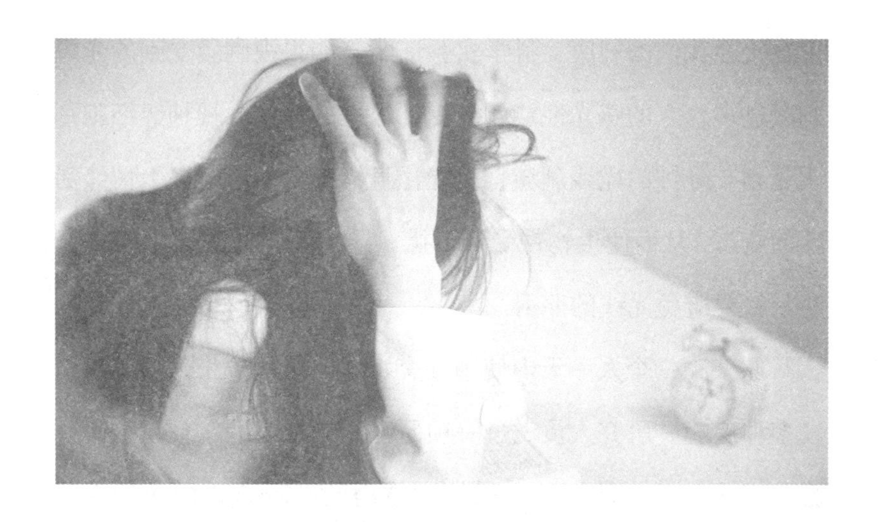

病，但是它确实是一个很棘手的问题。

大部分人的焦虑症，都和社交媒体成瘾症密切相关。特别是“80后”和“90后”对此有很多的感触。这两代人正好处于互联网变革的交界处，在互联网还很落后，社交媒体没有遍地开花的时候，“焦虑”这个词还没有被广泛关注。然而，随着社会的发展和互联网的普及，焦虑问题逐渐引起了人们的重视。

现在互联网发达了，几乎人人都有自己的社交媒体账号，我们能看到人间疾苦，也能看到自己梦寐以求的生活。然而，在看到别人的成功和幸福时，我们也会不可避免地与自己的生活做对比，有时甚至会感到自己可能再怎么努力也无法达到别人的境地。这种情况下，我们很容易被诱惑和比较的心理所驱使，从而埋下焦虑的种子。

原本以为睡觉前看手机可以驱散一天的疲惫，但实际上它正在侵蚀我们的健康。科学实验证明，如果视网膜受到的光线刺激过多，它的感光性能就会受到很大的损伤。视神经细胞每次受到 8 分钟的光线刺激，就能让身体维持 1 小时以上情绪活跃的状态，从而使生物钟受到干扰。要想有一个正常的生物钟，晚上就要避免光线的照射。

此外，一个人一天内使用社交媒体的时间越长，越容易引发多种疾病。研究人员做过一项研究，结果表明，在这些研究参与者中，过度使用社交媒体者体内的 C 反应蛋白含量显著增多。C 反应蛋白是慢性炎症的生物标志物，指数升高，就说明体内可能有疾病，甚至是重大疾病，比如糖尿病、心血管疾病、癌症。

此外，社交媒体使用时间过长，还可能导致其他病症，比如头痛、背痛、腰痛等。

那么该如何改善社交媒体成瘾症情况呢？可以尝试以下几种方法：

（1）控制使用社交媒体的次数

非工作日，可以把手机设置成飞行模式放在一旁，然后去做一些自己感兴趣的事情，或者和家人、朋友进行一些活动。比如，和孩子做游戏、踢足球，和朋友小酌一杯，和伴侣分享自己一天中遇到的好玩事情，等等。

（2）经常自省

拿起手机的时候，先问问自己：为什么想用社交媒体，现在一定要使用社交媒体吗？有意让自己远离手机。

（3）退出微信里没有意义的群

微信群的设计，就是促使大家打开微信，因为只要有人在群里说话，对话框就会自动顶上去，还会显示多少条未读，有强迫症的或者好奇心严重的人，看到未读就会忍不住点开看看。这样一来，使用社交媒体的时间就会延长。

（4）设置一个终止闹铃

你知道为什么在刷短视频的时候，总想要一直刷下去吗？除了社交媒体软件的设置原因外，还有一个很重要的原因，没有设置停止按钮。比如，可以买一个小闹钟，或者在手机上设置一个闹铃，只要闹铃响了，就把手机放下。

（5）奖励自己

设置一个容易完成的目标，只要完成了，就给自己一个奖励。比如，规定一天只能看1个小时手机，连续7天都做到了，就可以奖励自己一件心仪已久的裙子，或者一顿自助餐。

以上5种方法，大家可以试一试，也可以尝试其他更适合自己的方法。总之，最重要的是要意识到社交媒体只是生活的一部分，不能让它掌控我们的生活，通过明确的目标和合理规划时间，我们可以更好地管理和掌控社交媒体，以保持清醒的头脑和健康的生活态度。

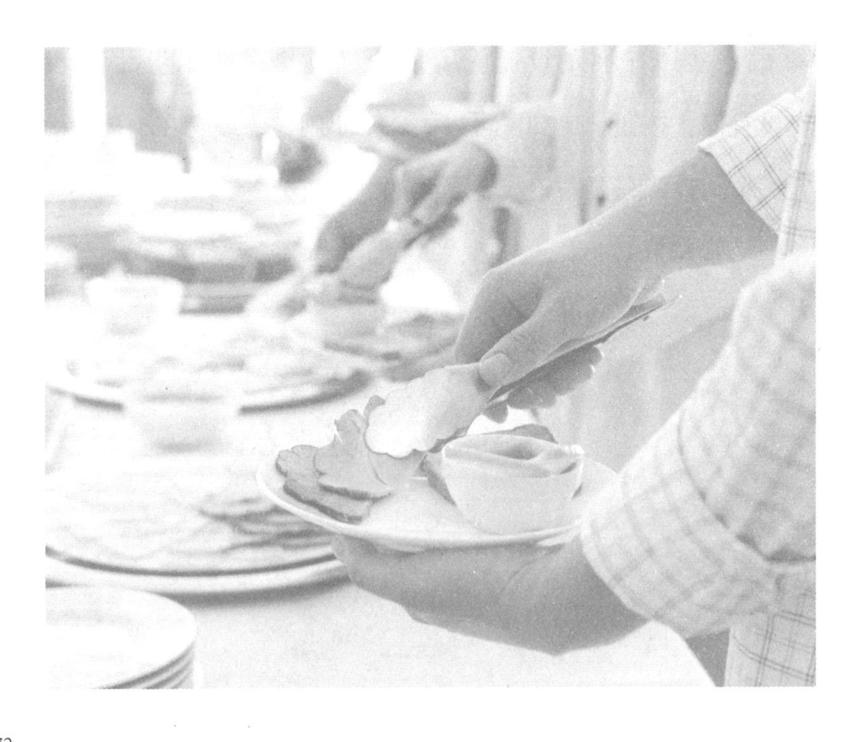

第四章

告别慢性炎症计划 1

——生活有序

全身动起来，有效抗炎

运动健身可以增肌减重，还能加强身体免疫力、释放压力、防治疾病。在基础研究中，适当的运动训练还被证实能够直接或间接地治疗全身各系统非感染性炎症反应。

C 反应蛋白的水平能够反映人体的炎症情况，而运动可以降低 C 反应蛋白的水平，说明运动确实可以减轻身体的炎症。运动给人体带来的益处不受年龄限制，越早开始运动，身体的受益就越多。

此外，同时进行有氧运动和肌肉训练，且规律运动，效果会更加显著。频率以每周至少 5 次为宜，每次 35 分钟左右，建议工作日进行。

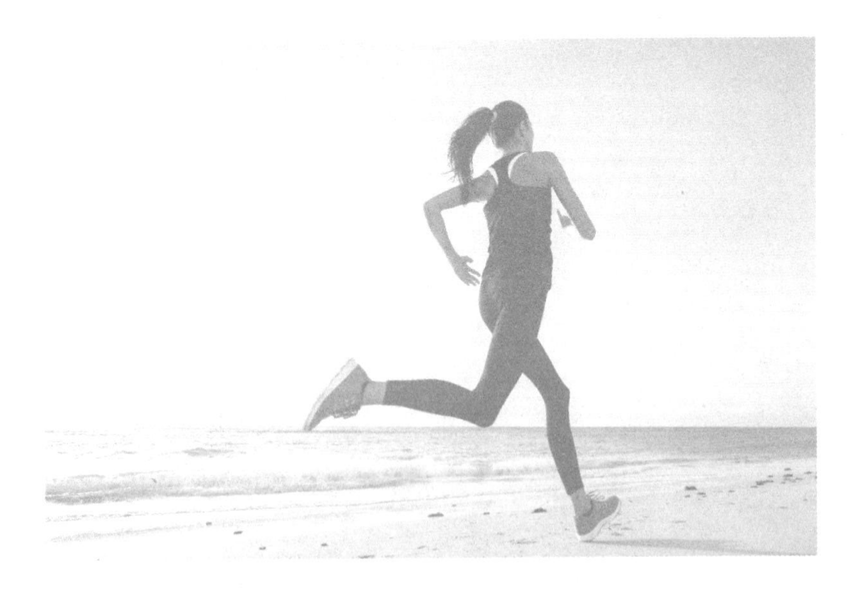

（1）热身运动

正式运动之前，要先热身，因为在运动过程中，肌肉和关节会做大量的活动，若未进行适当的热身，运动结束后容易出现酸痛感。

①头部：低头，大幅度缓慢来回摆动 5 ~ 10 圈。

②肩膀：肩膀向上耸，上下重复 10 次。

③胸部：双手向后拉伸，做扩张运动。

④手部：左手拉着右手，做伸展运动。

⑤腿部：双腿岔开，一前一后站立，弯曲压腿。

⑥脚部：双手抓住脚，做伸展运动。

（2）有氧运动

《内科档案》杂志上公布了一项研究，研究对象为 1400 名 23 ~ 75 岁的成年人，研究人员让研究对象每周定期进行有氧运动，比如骑车、慢跑等，每次活动时间在 40 分钟左右，每周平均消耗 1019 千焦的热量，持续坚持 27 周。

研究结果表明，坚持有氧运动的研究对象平均每 0.1 升血液里的高密度脂蛋白增加了 2.53 毫克；每周运动 2 小时，才能让高密度脂蛋白产生量变。

下面推荐几种很有效果的有氧运动：

①健步走：一种低强度有氧运动，可以促进血液循环，增强免疫力，从而起到抗炎作用。

②慢跑：一种中等强度的有氧运动，可以增强心肺功能，提高免疫力，从而起到抗炎作用。

③游泳：一种低冲击力的有氧运动，能增强心肺功能，促进血液循环，达到抗炎的效果。

④有氧操：一种高强度的有氧运动。可以选择的有氧操包括健身操、普拉提等。

⑤骑自行车：一种低冲击力的有氧运动，也是通过增强心肺功能，促进血液循环，起到抗炎作用。

值得注意的是，运动要适度，每次有氧运动的时间最好不

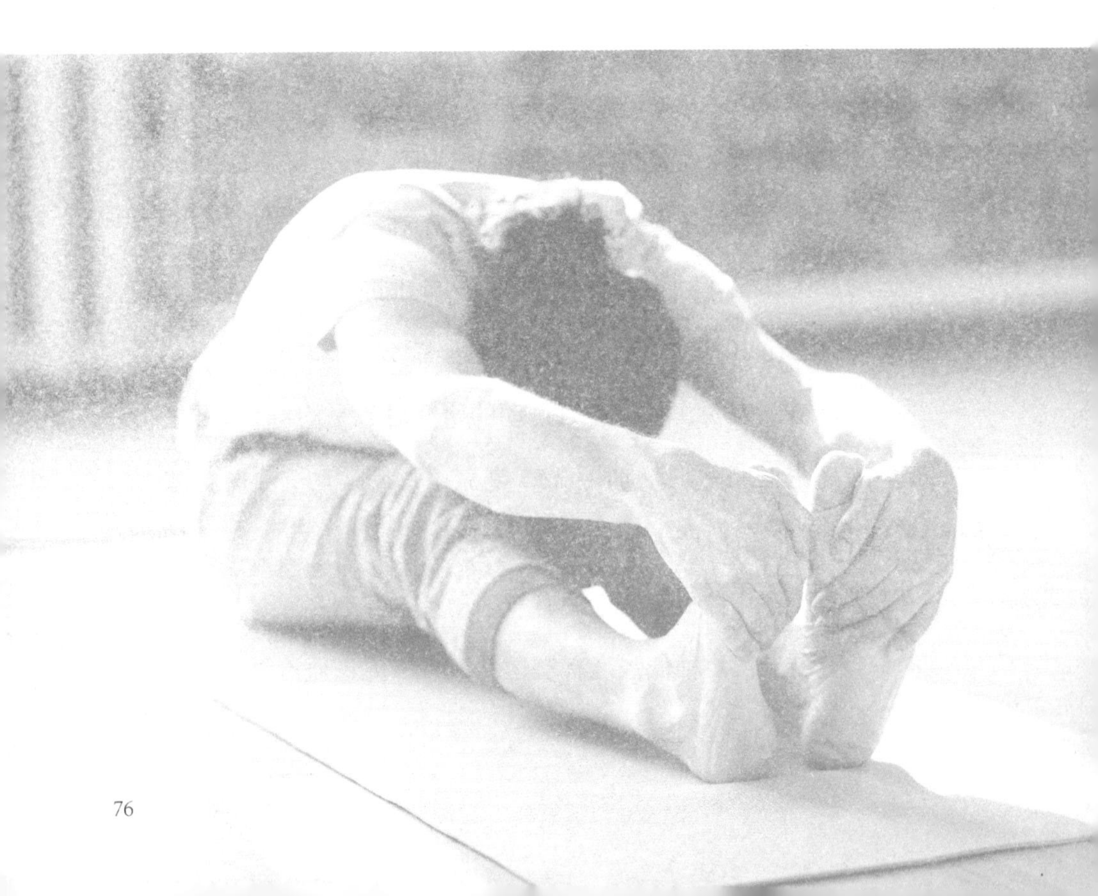

要超过 1 小时，否则会使机体免疫力下降。

（3）肌肉锻炼

很多人在运动健身时，往往会忽略对肌肉进行锻炼。人即使在休息的时候，肌肉也不会停止新陈代谢，而且同样处于安静状态中的两个人，含肌肉较多的人，会比含脂肪较多的人消耗更多能量。

肌肉力量训练不仅可以加强血液循环，减轻炎症，还可以预防多种疾病，所以在运动健身时，大家要对肌肉训练予以重视。

慢性炎症一般疗程过长，有的长达几年，甚至几十年，所以在家中通过运动锻炼来康复治疗很重要。但是对于中老年人来说，运动要适度，特别是行走困难或者关节有问题的患者，可以尝试太极拳这种温和的锻炼方式。

舒缓压力，抗炎的重中之重

压力大的原因多种多样，比如家庭、职场、人际关系等，都可能会给我们造成压力。想要改变这些并不容易。换句话说，正是因为我们很难改变这些因素，才会承受来自各方面的压力。既然我们不能把压力全部消除，那么就不如学会和压力相处，去正视、面对压力，这样反而有助于减轻自己的压力。

比如，如果对方的言行举止让你焦虑了，那就要及时采取一些方法去面对。往往人在事与愿违的时候，就会产生焦虑情绪。焦虑、愤怒的情绪会导致交感神经兴奋，从而对血管造成压力。

以下几种方法可以从多方面缓解压力：

①运动：进行适量的运动可以缓解紧张和焦虑，例如散步、

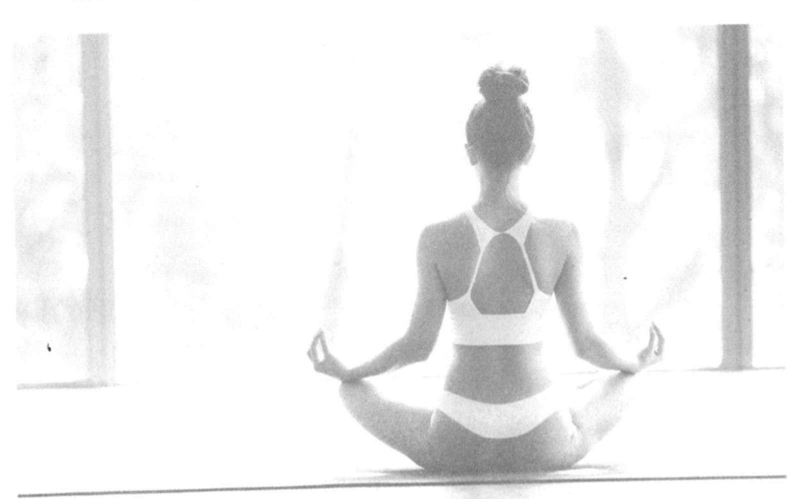

慢跑、瑜伽等。

②呼吸练习：深呼吸可以使身体放松，减轻紧张和焦虑，建议在安静的地方进行深呼吸练习。

③睡眠：充足的睡眠对缓解压力和焦虑至关重要，有助于保持身心健康，建议每晚至少睡 7 个小时。

④放松技巧：比如冥想、烛光 SPA、听轻音乐等，可以放松身心，缓解焦虑和压力。

⑤交流：与亲朋好友、同事或专业心理医生交流，分享自己的感受和压力，可以帮助减轻负担，缓解紧张和焦虑。

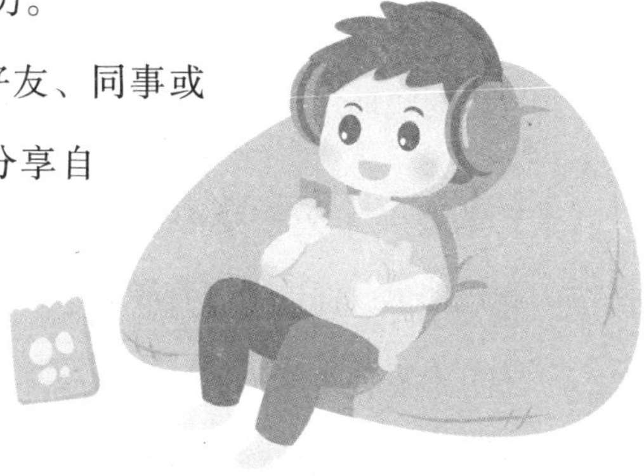

⑥改变生活方式：减少压力源，比如减轻工作负担、避免过多社交活动等，对缓解压力非常有利。

⑦保持积极乐观的态度：积极面对问题，采取乐观的态度，相信自己有应对压力的能力，有助于缓解紧张和焦虑。

⑧腹式呼吸：首先缓缓呼出嘴里的气，然后用鼻腔缓缓吸气，使腹部隆起，再把气从嘴巴慢慢吐出，使腹部凹陷。

以上方法可以有效缓解压力，但如果感到压力过大，无法自行缓解，建议寻求专业心理医生的帮助。

3分钟体操，驱赶疲劳，精神一整天

运动虽然效果很好，但是切不可过于追求想要达成的效果，急功近利反而会让身体承受过大的负荷，引起炎症。建议大家在运动的同时，也要给自己留出足够的休息时间。

本节推荐给大家3套体操，动作简单，而且随时随地都能开展，运动后不会汗流浃背，但却能够释放体内的压力，从而达到抗炎的效果。

（1）体操一（放松身心，释放压力）

此运动可以促进全身血液循环。基本动作如下：

①上半身：身体放松，摆动双臂。

②下半身：原地踏步或者跑动。

这两个动作很简单，可以一边做，一边把自己想象成“机器人”，只需要像机械一样简单摇摆即可。

需要注意的是，要放松四肢，让双臂随意摆动。这个动作对颈部和肩膀的放松舒缓效果非常好。

如果大家希望效果再提升一下，可以在做“机械人操”的中间，加一个动作：双手伸开，置于胸前，做合掌动作，用力向中间挤压，再把手放下来。

摆动双臂，双腿踏步，双手再向中间挤压，这样就能使解压的效果加倍。

体操具体动作如下：

①初始姿势。身体自然站直，腹部微微用力。

②摇摆晃动，双腿踏步。双腿原地踏步或者跑动，双臂自然放松，有节奏地前后摆动 1 分钟左右。

注意原地踏步的速度开始要慢，运动起来后，可以逐渐改成慢跑。

③双手合十，置于胸前，双臂用力推动双手。停下来，并停止踏步动作，心里默数 10 秒钟，松开双手。

注意双手用力挤压时，嘴巴要微微张开。

步骤②需要持续进行 1 分钟左右，才能接着做步骤③，重复步骤②和步骤③各 3 次，时间大约为 3 分钟，也可以多做几组。而且不管你在哪里，当时正在做什么，都能停下来做一下“机械人体操”。做完后，身心会有松弛舒适的感觉。

（2）体操二（训练副交感神经）

和第一套体操不太一样，这一套体操不仅可以缓解压力，还能刺激一氧化氮的分泌。如果你感觉生活压力很大，身心都很疲惫，不妨一试。

这套体操主要有两个步骤：

①把自己想象成一块石头。坐在瑜伽垫上，双手置于两侧，呈握拳状，然后把身体像石头一样缩成一团。

②把自己想象成一块布。依然坐在瑜伽垫上，打开手掌，双手向上托举展开，同时用力伸展上半身，就像向上生长一样，重复进行 3 次。

这套体操的动作要领就是把身体先缩在一起，再用力展开。这两套体操的相同点都是先缩紧肌肉，再全身放松。动作不难，但是做完后副交感神经就能得到舒缓，从而达到解压的目的。大家如果有需要，可以试一试。

（3）泡澡体操（提升洗澡的放松效果）

第二套体操如果在洗澡时进行，效果也非常好。有泡澡习惯的人一定深有体会：当身体滑进浴缸，淹没在泡澡水中，一天的疲乏很快就烟消云散了。泡澡本身就能解乏，如果此

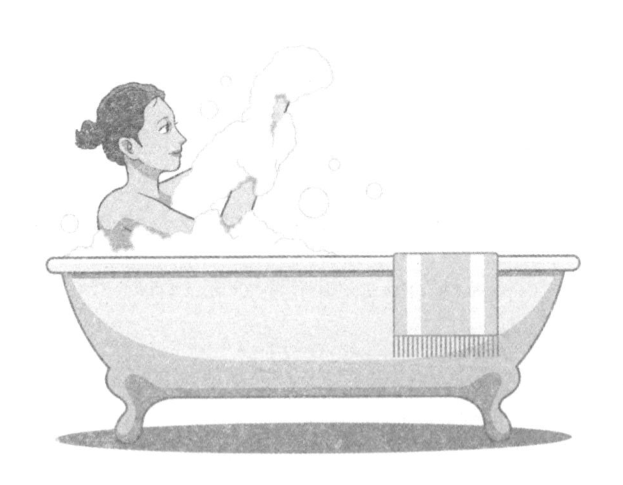

时再刺激一氧化氮的分泌，促使脂肪快速燃烧，那效果就更好了。

泡澡时做体操，可以按照下面的建议进行：

①准备一浴缸温热的洗澡水（可以用塑料泡澡桶代替），水温以 39 ～ 41℃为宜。

②进入浴缸后，双手抱住膝盖，将全身缩成一个球，维持此动作 1 分钟左右。

③将双腿、双臂向前伸，然后摆动双臂。

这套体操放松的效果比前两套体操要更好，而且能够放松全身，但是泡澡的时间不能太长，否则会给身体带来沉重的负担，特别是年长者或者本身患有高血压的人，在泡澡的时候需要注意以下几点问题：

①泡澡之前建议先测量一下血压，在血压不高的情况下才能泡澡。

②泡热水澡的时间不宜太长，否则会导致四肢血管扩张，使身体表面和四肢的血流量突然增加，从而造成心血管和脑血管突发疾病。建议泡澡的时间在 15 分钟以内，而且起身的时候要慢，避免眩晕。

③泡澡水的高度建议不要超过胸口。

④泡澡之前，要先进行淋浴，待身体适应后，再进行泡澡。

⑤冬天泡澡尤为需要注意，浴室内温度较高，而室外却很

寒冷，温差较大。所以穿、脱衣物都要在温暖的房间内进行。

⑥泡澡后要多喝水，避免脱水。

⑦泡澡的水温不宜太高，最好是比自己体温稍微高一点就行。因为水温过高，会导致皮肤血管扩张，导致内脏以及心脑等部位的供血减少，可能会诱发脑供血不足。尤其是血压偏低的老年人，更容易引发脑缺血，从而产生一过性头晕和昏厥。

⑧不要空腹时洗澡，在洗澡前可以适量吃点水果，比如苹果或者香蕉，不仅能补充水分，还能保持体力。老年人空腹时洗澡很可能会出现低血糖或者脑缺血的状况，并导致老年人发生晕厥。

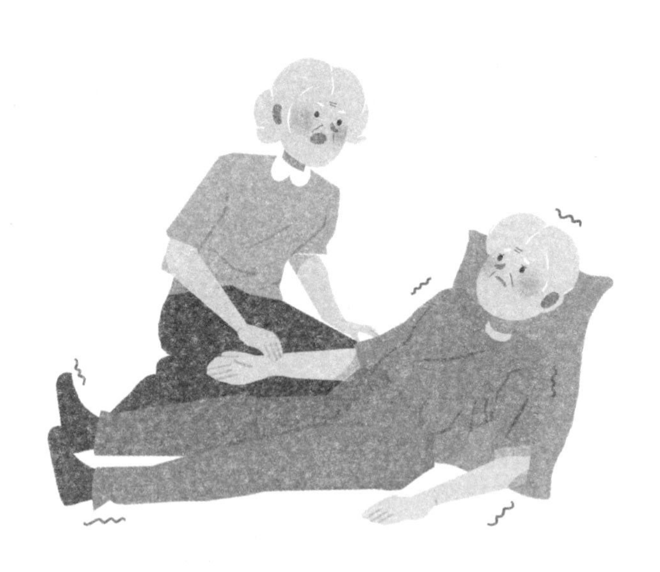

想要抗炎，就要戒烟

吸烟会增加体内的活性氧，这些活性氧会引发氧化压力，进而导致慢性炎症。香烟燃烧时，高温会使烟草中的有机物质发生化学反应，产生烟雾。其中主要的化学成分包括焦油、尼古丁、一氧化碳以及其他致癌物质等。这些有害物质可能会导致支气管发炎，使呼吸道黏膜变得红肿、充血，并加剧呼吸困难。烟雾中的有害物质被吸入肺部后，可能会导致全身发炎。

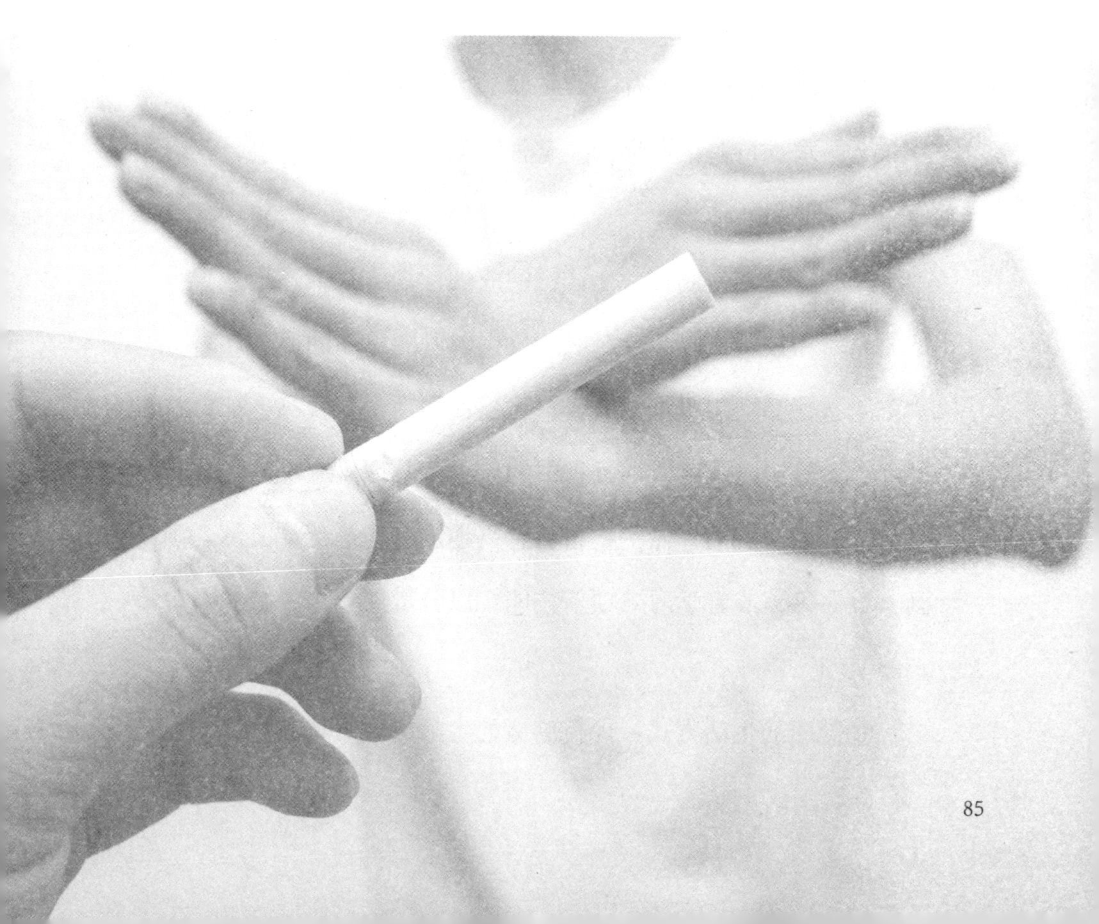

吸烟会损伤细胞和组织的功能，增加各种疾病的风险。因此，戒烟有助于减少细胞损伤使身体保持健康。戒烟还可以降低呼吸系统感染和心血管疾病等慢性疾病的风险，因为这些疾病与炎症反应也有关。同时，保持健康的生活方式、均衡饮食和适度运动，以及积极应对压力和保持心理健康，也是至关重要的。

戒烟不仅有利于身体健康,还对减轻炎症的反应大有帮助。但是戒烟并不是一件容易的事情，需要坚定的决心和持续的努力。以下方法有助于戒烟：

①增强戒烟的意愿：了解吸烟对健康的危害，要意识到戒烟的重要性，这样才更有动力戒烟。

②寻求支持：把戒烟的决定告诉家人、朋友或同事，获得他们的支持和鼓励。

③制订计划：制订一个详细的戒烟计划，包括逐渐减少吸烟的频率和数量，以及应对戒烟过程中可能出现的挑战。

④替代品：想吸烟的时候，可以使用一些替代品，如口香糖、零食等，以缓解戒烟过程中的口腔和心理反应。

⑤分散注意力：做一些自己感兴趣的事情，比如游泳、画画、看书等，或者学习一项新技能，以分散注意力，减少对香烟的依赖。

⑥健康的生活方式：保持健康的生活方式，比如规律的运

动、均衡的饮食、充足的睡眠等，都有助于缓解戒烟过程中出现的不适症状，并增强身体的抵抗力。

⑦避免诱惑：尽量避免吸烟的诱因，比如与吸烟者保持距离，还可以远离吸烟的场所等。

⑧寻求帮助：如果觉得戒烟困难，那么可以寻求专业人员的帮助，比如咨询医生或心理医生，他们能够提供更具体的建议和支持。

戒烟是一个需要坚持和忍耐的过程，只要有坚定的决心并采取适当的方法，就能够成功戒烟。

服用中药改善体质，摆脱炎症

服用中药可以在一定程度上改善体质，从而缓解炎症，但需要针对具体疾病进行治疗，不能一概而论。

中医认为，炎症与体质、环境、饮食、情绪等多种因素有关，因此需要综合调理。如果体内有湿热、气滞、血瘀、寒湿等，可以通过中药调理来改善，从而缓解炎症。例如，金银花、连翘、黄芩、黄连等具有清热解毒、消炎止痛的作用，可以用于治疗急性炎症；黄芪、党参、白术等具有补气健脾的作用，可以用于治疗慢性炎症；当归、川芎、熟地黄等具有补血养血的作用，可以用于治疗贫血引起的炎症。

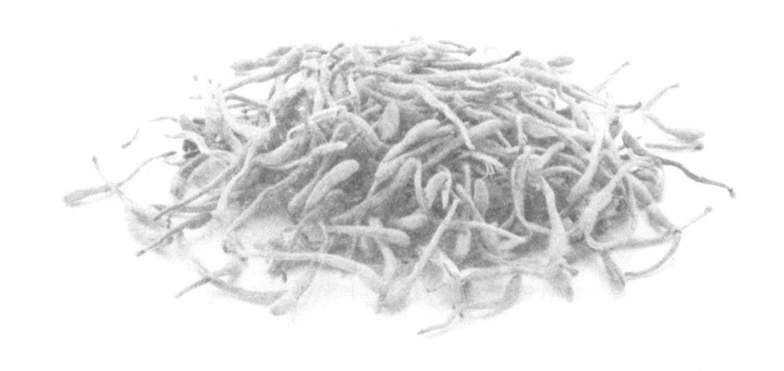

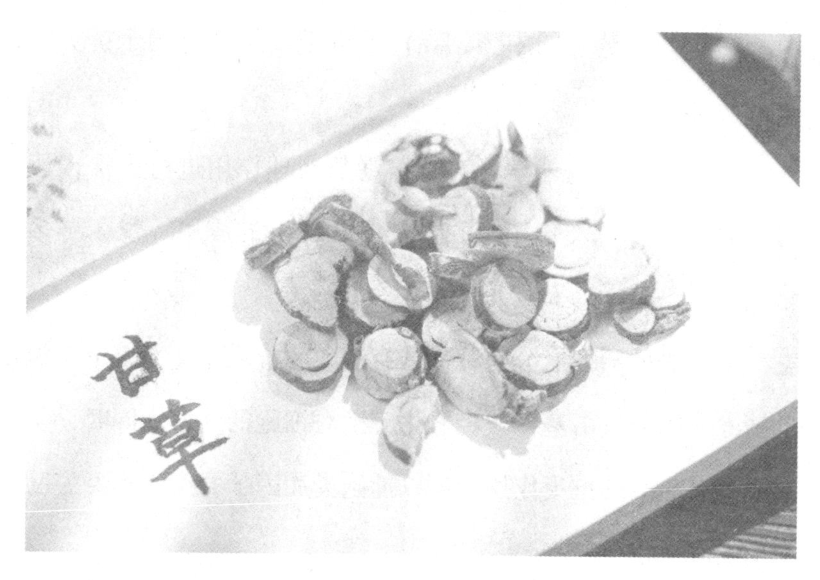

在服用中药期间，需要注意饮食和生活习惯的调整，以达到更好的治疗效果。此外，要在医生的指导下进行诊断和治疗，必要时可以综合使用中药和西药进行治疗。

如果出现急性炎症，那么使用对应药物就可以逐渐缓解。但慢性炎症所表现出来的症状并不明显，在炎症初期难以对症下药。因此，平时应通过调整油类的摄入、多健身、调节压力等方式逐步改善慢性炎症对身体的影响。

此外，感冒时吃的小青龙汤也含有麻黄、甘草等可以抗炎的物质。

总之，服用中药可以在一定程度上改善体质、缓解炎症，但需要在医生的指导下进行治疗，并进行综合调理。

最后再给大家介绍一下拥有“草药阿司匹林”美称的姜

黄，它是一种黄色的中药，在传统医学中早就有用于抗炎治疗的历史。

近年来，国内外学者对姜黄素的药理作用进行了深入研究，验证了其抗炎作用，并为其在临床上的应用提供了更多依据。

姜黄中的活性成分姜黄素具有强大的抗氧化能力，可以帮助清除体内的自由基，减轻氧化应激对细胞的损害。同时，姜黄还具有显著的抗炎作用，可以抑制炎症因子的产生和炎症反应的发展。

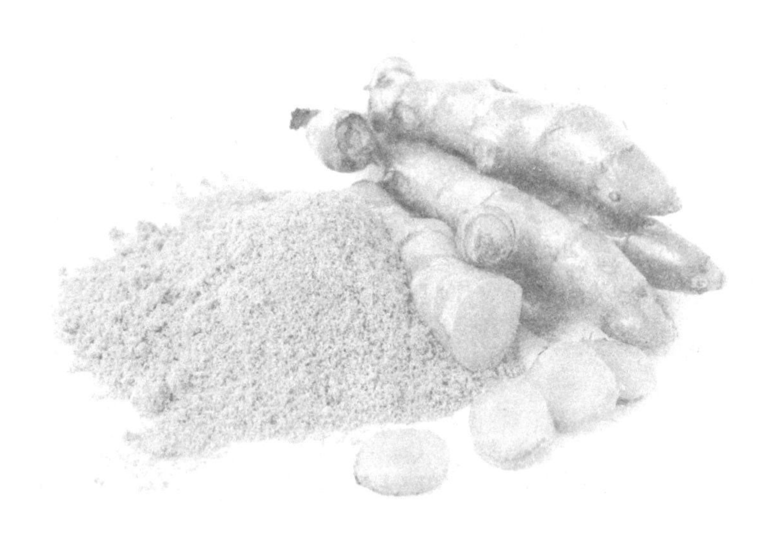

姜黄的使用方式有很多，具体如下：

①水煎服或泡酒：必须在医生的指导下进行，将其泡水或用水煎服，也可以泡酒，还可以与其他中草药煎服，辅助治疗疾病，如土当归、透骨草等。

②蒸煮：将姜黄与其他材料，如红枣、花糖、南瓜等一起蒸煮，可以用于活血、消肿、止痛，辅助治疗急性皮肤化脓性感染、皮肤软组织损伤等疾病。

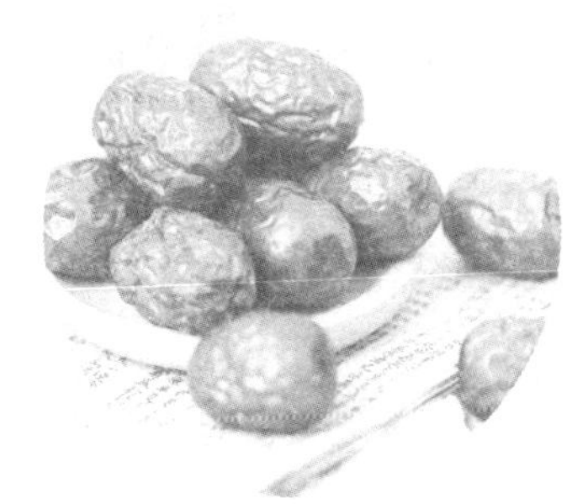

③涂抹：将一定量的姜黄研成细末，涂在皮癣处，多次使用可缓解疼、痒的症状。

④漱口和研末：如果有牙痛的情况，可以用姜黄漱口，或者研末涂在患处来缓解疼痛。

⑤研末冲泡：姜黄还能研末后直接用温水冲服，把姜黄和炒香附等药材放在一起研成粉末，兑在温水里搅拌均匀就能喝了，一天 3 次，能缓解跌打损伤引起的局部疼痛等。

需要注意的是，姜黄的使用存在一些禁忌，如孕妇需要谨慎使用；过量服用可能会引发肠胃不适，严重者还会导致溃疡；患有结石或胆汁通道阻塞的人也不能随意服用。

过度清洁，反而会带来麻烦

现如今，每个家庭都会备有不止一种类型的清洁用品，甚至每个物品或区域都有专用的清洁用品。但很多人都不知道，有些清洁用品本身可能就含有多种致炎性物质。

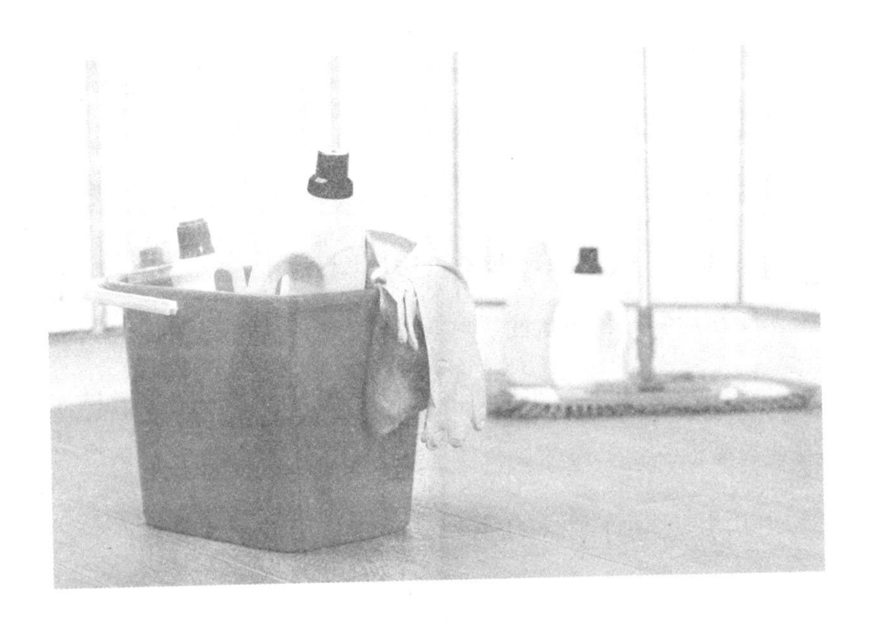

使用含有化学物质的去油剂、增光剂、杀菌剂等产品，可能会对我们的皮肤、呼吸道造成刺激。如果买到“三无”产品就更糟糕了，因为不良商家可能会为了遮盖化学物质刺鼻的味道而大量使用各种香精。

一种清洁用品的影响就这么大，更不要说多种作用混合在一起了，严重的可能会使身体受到永久性的损伤。比如含有盐酸的清洁剂，如果不小心接触皮肤，会灼伤皮肤。当洁厕灵与漂白粉混用，就会产生氯气，如果大量吸入这种有害气体可能会对呼吸系统造成严重的损伤。

环境医学专家认为，如果一个人长时间或者短时间内大量接触化学物质，会使神经系统和免疫系统出现病变，轻则导致慢性疲劳、头痛、呼吸道炎症，重则可能会造成癫痫。

难道因为清洁剂可能会引发炎症，就不能使用其来杀菌了吗?

说到细菌，其实并没有那么可怕，它广泛分布于土壤和水源中，也与人类生活密切相关，人体皮肤上就生存着很多细菌。这些细菌在很多方面都与人类健康息息相关，比如细菌会参与人体营养物质的消化吸收和新陈代谢。当然，有些细菌确实会引起一些疾病，例如肺结核、淋病、炭疽、鼠疫等。

但是，很多细菌对人类是无害的，甚至是有益的。比如酸奶和乳酪的制作就离不开特定的细菌。这些细菌不仅对人体无害，反而对人体有很多益处。即使是有害的细菌，也不一定能轻易地对人体产生危害。如果人体免疫力下降，或者因为药物使用不当、环境发生了变化等，即使曾经无害的细菌也可能对人体产生危害。

盲目杀菌，很可能会适得其反。

日本医学研究机构的一项研究显示：日本人的免疫力呈下降的趋势。为什么会出现这种现象呢？很大的一个原因就是日本人过多使用抗菌用品，导致生活环境过于“干净”了。

而且，抗生素的滥用及家庭灭菌清洁用品的使用，会催生出很多耐药细菌，比如淋球菌、葡萄球菌等。

所以我们应该以科学和理性的态度对待细菌，理解它们在自然界和人体中的作用和影响，才能更好地保护我们的健康。

针对洗涤清洁用品的选择，应该注意以下几点：

①成分：在选购清洁剂时，需要查看产品标签，了解清洁剂的主要成分，并尽量选择无毒或低毒、无刺激性的产品，以避免对人体和环境造成潜在的危害。比如挑选无磷洗涤剂。

②环保认证：选择通过环保认证的产品。产品能够通过认证，意味着产品的生产过程符合国家环保标准要求。

③浓度：购买浓度较高的清洁产品，可以按需稀释，既能节省费用，又能减少塑料瓶的使用。

④ pH 值：选购清洁用品时，要看一下 pH 值，选择 pH 值接近皮肤酸值（pH：4.5 ~ 6.5）上限的，对皮肤的刺激会小很多。最好不要选择碱性洗涤剂，这类洗涤剂去污能力虽然

很强，但是经常使用会导致皮脂流失，使皮肤表面变得粗糙，角质层受损，进而使细菌侵入。

⑤品牌信誉：购买知名品牌的清洁产品，这些品牌通常有更严格的质量控制和售后服务。

睡好觉，才能抗炎

关于睡眠问题和炎症反应的关系，美国加州大学洛杉矶分校西美尔神经心理与人类行为研究学院的研究者做过一项研究，研究结果已经发布在《生物精神病学杂志》上。结果表明，成年人睡眠质量低，或很难入睡，以及睡眠时间在 8 小时以上，人体内的 C 反应蛋白和白细胞介素含量都会显著增高。由此可见，睡眠出现了问题，会让炎症越来越严重，还会增加炎症性疾病的患病风险。

美国疾病控制和预防中心，已经把睡眠不足认定为公共卫生流行病。而睡眠障碍对人体的损害，其实不亚于高脂饮食和久坐行为。但实际上，睡眠障碍除了入睡困难，睡眠时间不足，还包括睡眠时间过长。如果人体内有炎症，其精神状态就会受到影响，还会提高慢性疾病的患病概率。如果睡眠质量很高，则可以对抗炎症、缓解炎症，减少发炎的概率。因此，拥有良好的睡眠质量，对炎症的治疗至关重要。

人类的正常睡眠分为非快速眼动睡眠和快速眼动睡眠，当

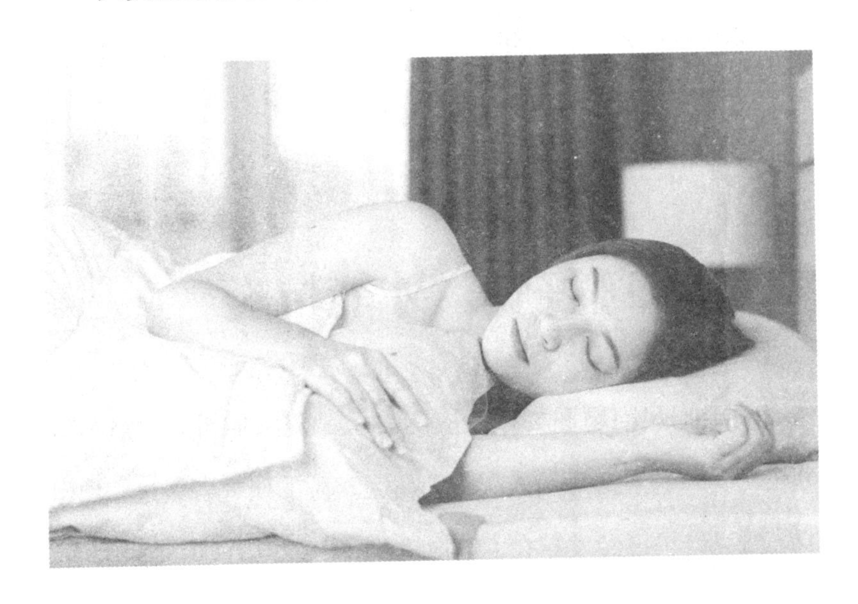

人处于正常睡眠中时，人会先进入非快速眼动睡眠，然后再进入快速眼动睡眠。非快速眼动睡眠分为三个阶段：入睡期、浅睡期、深睡期。睡眠是人类正常的生理过程，整个过程由非快速眼动睡眠和快速眼动睡眠循环进行，整个晚上可以进行 4 ~ 6 个循环，并不是由浅入深的过程。

一般来说，深睡眠的时间会随着年龄的增加慢慢缩短。一个身体正常的成年人，整段睡眠中的 15% ~ 20% 是深睡眠的时间，整段睡眠时间的 50% ~ 65% 是浅睡眠时间。如果一个人夜晚的睡眠时间为 8 小时，那么，他的深睡眠时间就有

72 ~ 96 分钟，浅睡眠的时间有 240 ~ 312 分钟。

通常来说，一个高质量的睡眠需要满足以下几个条件：安静的环境、健康的身体、舒适的温度和湿度、适宜的光线、舒适的寝具等，具体而言，需要注意以下几个问题：

①在睡觉前，避免看过于刺激的视频，避免使自己的情绪波动过大。

②睡觉前最好放空头脑，不要谈论生活和工作中的烦心事，可以坐在床上冥想 10 分钟，让心情平静下来，更容易入睡。

③从下午开始，就不要喝浓茶、咖啡等含有咖啡因的饮品，也不要饮酒。

④睡觉前 2 小时，杜绝一切剧烈运动，比如跑步、跳绳等高强度的有氧运动，可以尝试散步等低强度的活动。

⑤睡前尽量少喝水，避免因为内急而打断睡眠。

⑥睡觉前不要贪玩手机，若难以自控，可以把手机放在其他房间，或者给手机上锁。

⑦如果失眠严重，建议减少午休时间式不午休。

⑧如果躺在床上超过 30 分钟都无法入睡，就不要再继续躺下去了，可以做一些促进睡眠的活动，比如用热水泡泡脚，听一段柔和的音乐，喝一杯热牛奶（温热的牛奶有助于放松身体）或洗个热水澡（热水澡能够帮助身体放松，提高体温，使人产生困倦感）。

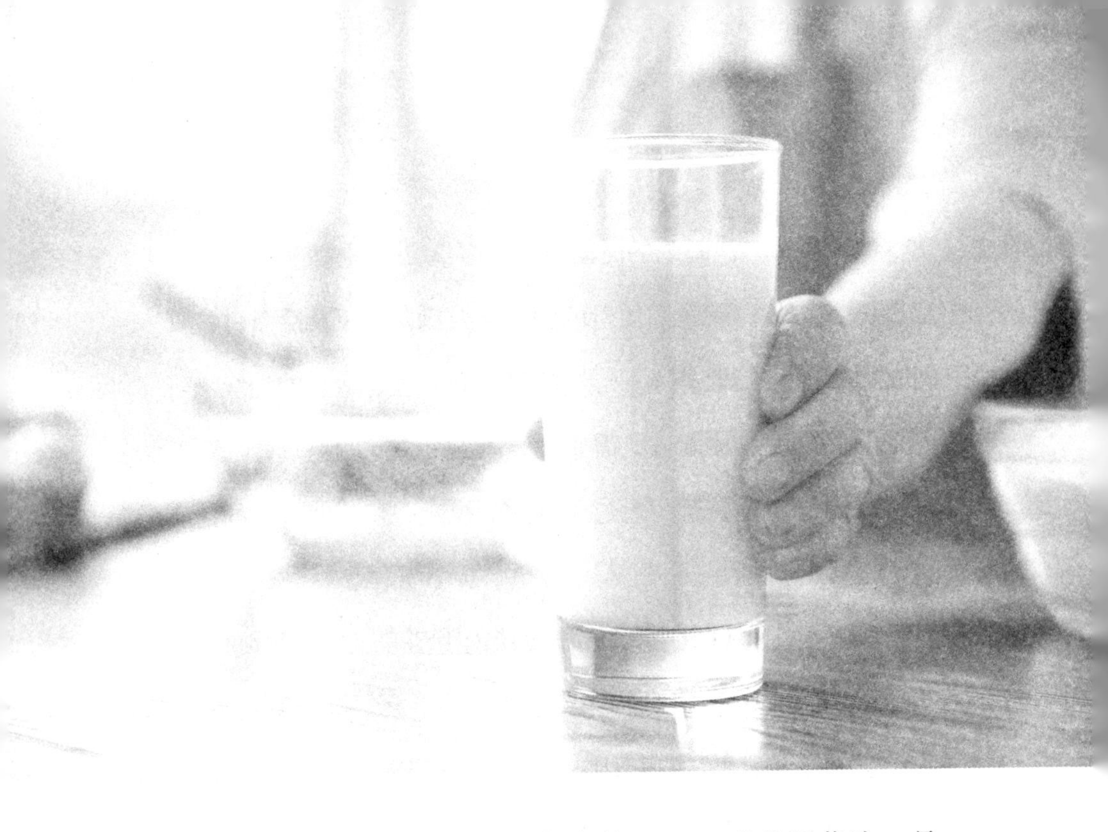

⑨在睡前可尝试一下古印度的4–7–8呼吸调节法。具体方法为：鼻腔吸气4秒，憋气7秒，呼气8秒。如此循环3次后，身体就会感觉到睡意。通过吸气和吐气，让更多氧气进入肺部并流动，放松神经，减缓压力，人就会慢慢平静下来。

俗话说得好：一夜睡好觉，精神胜百倍。睡觉就相当于给人体“充电”。人体“充满电”，就会感觉精神抖擞，充满活力，还能助力身体抗炎，减少慢性疾病的发生。所以，当出现睡眠障碍时，不要过于担忧，把心态放平，在睡前尝试做一些助力入睡的活动，很容易就能入睡。

第五章

告别慢性炎症计划 2

——饮食有道

规避促炎饮食

国外心血管领域的权威期刊发表过一篇报告，其中指出：饮食在炎症对身体的影响程度上，起着非常显著的作用。有些食物可以帮助人体抵抗炎症，而有些食物却会加重体内的炎症，所以在饮食方面，首先要知道哪些食物属于促炎食物，下面给大家介绍几种常见的促炎食物。

（1）麸质

麸质也叫面筋蛋白，小麦、大麦和黑麦等谷物中都含有这种物质，特点是黏性强、弹性大。麸质在面食的加工过程中不

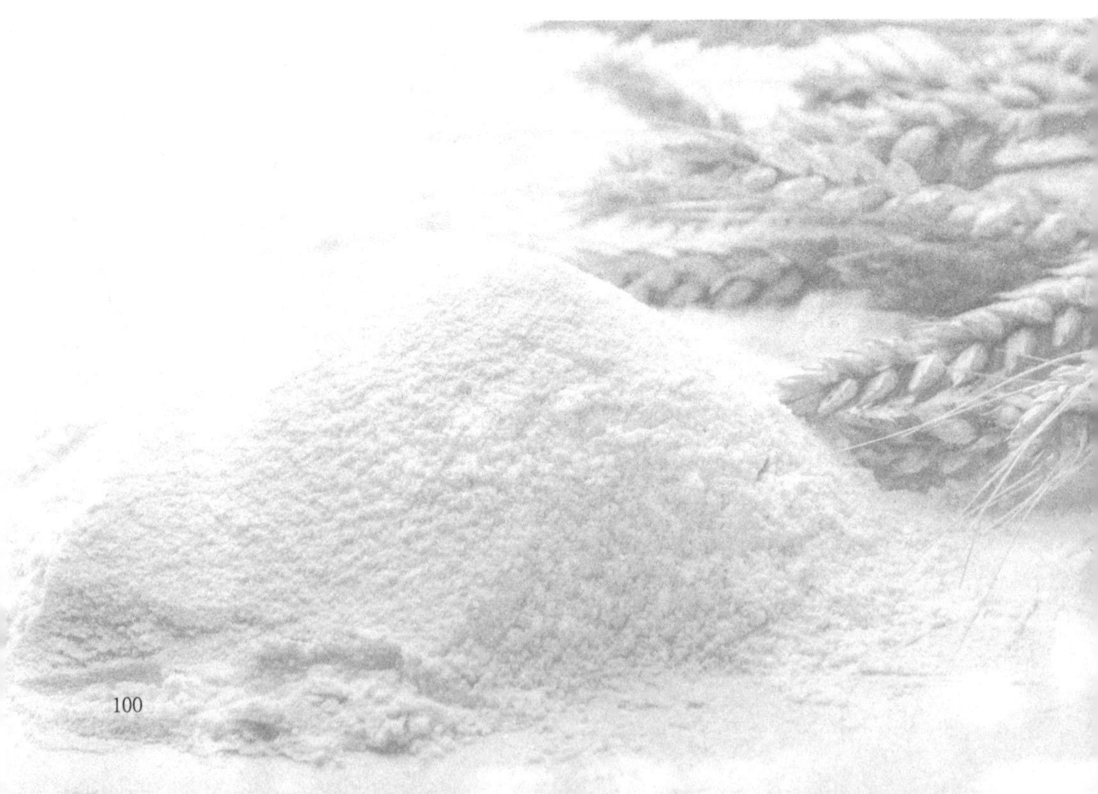

可或缺，麸质能使面团形成稳固的网状结构，让面包变得膨胀松软。

最近几年，人们越来越关注麸质引起的健康问题。很多消化系统病症都是由麸质引起的，比如胃胀、呕吐、慢性腹泻、便秘等。

通常来说，蛋白质会被肠胃消化成单个氨基酸，进入小肠后被吸收，转变成人体必需的营养成分。但是麸质在进入肠胃后，无法被完全分解成单个氨基酸，会残留部分含有若干氨基酸的片段——多肽，这种物质会导致人体出现免疫反应。

简单来说，就是我们吃了含有麸质的食物后，肠道中的免疫细胞会进攻没有被完全分解的多肽。在“战斗”的过程中，小肠的内壁如果出现损伤，就会导致消化吸收功能出现异常，引发腹泻。

当然，对麸质不过敏的人群来说，没有必要严格地选择“无麸质饮食”，因为人不能完全不吃含有麸质的食物。

（2）组胺

组胺属于一种生物胺，鱼类体内就含有大量组胺。如果人体内堆积了过量组胺，可能会导致心血管系统和神经系统受到刺激，毛细血管扩张，从而使血浆流入组织，造成头痛、心慌、胸闷、脸红等状况，甚至还会导致休克。

在所有鱼类中，青皮红肉鱼类（如鲐鱼、金枪鱼、鲣鱼、秋刀鱼、鲭鱼、沙丁鱼等）体内组氨酸含量较高，当鱼类不新鲜或腐败变质时，细菌会将鱼类中的组氨酸转化为组胺。当人进食了含有大量组胺的鱼肉后便会发生过敏性中毒。一旦出现中毒症状，要马上进行催吐等对症治疗。

所以，吃海鱼时一定要注意其新鲜程度，最好买了就及时吃或者储存在低温环境中。

（3）乳糖和酪蛋白

很多人只要一喝牛奶就会腹泻,这是因为牛奶中含有乳糖，亚洲人的体内普遍没有乳糖酶，没法消化乳糖，所以喝完牛奶会导致消化不良，出现乳糖不耐受的症状，如腹胀、腹痛、腹泻等。如果乳糖不耐受，可以把牛奶换成酸奶。

此外，喝牛奶还容易加重长痘。牛奶中的糖和酪蛋白会

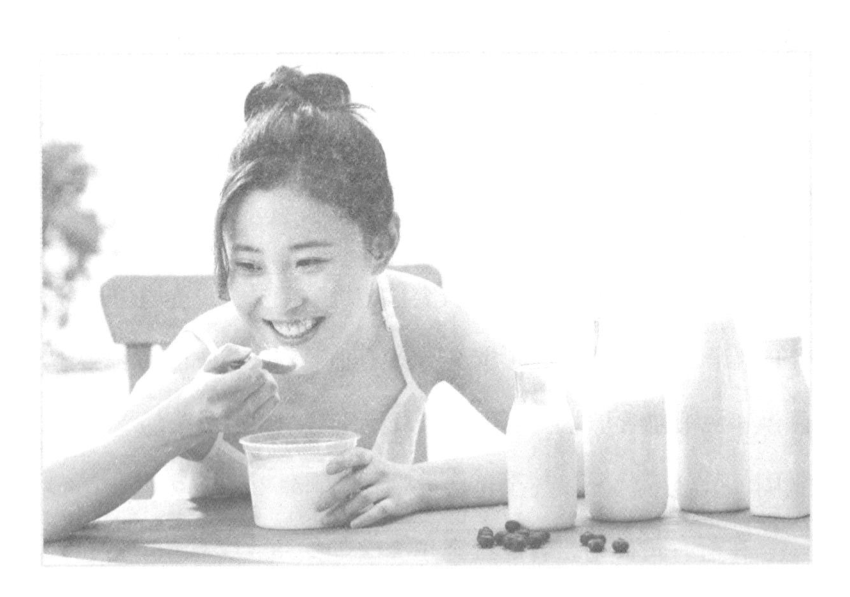

通过各种途径增加机体的雄激素和对雄激素的敏感性，从而促进痤疮的发生。具体来说，牛奶中的糖会提高胰岛素的含量和 IGF-1（胰岛素样生长因子）水平，而牛奶中的酪蛋白可以阻止 IGF-1 被消化酶破坏，两者协同作用可以激活雄激素受体，从而间接促进皮脂的分泌和角质形成细胞增生、炎症的发生。此外，牛奶中还含有生长因子（如睾酮和睾酮前体），它们会加剧皮脂的分泌，从而引发痘痘。因此，痘痘肌应该注意限制奶制品的摄入。

（4）甜味剂

甜味剂又名代糖，是食品添加剂中的一种，可以赋予食品甜味。甜味剂分为天然甜味剂和人工合成甜味剂，天然甜味剂通常来自植物，比如从甜叶菊中提取的甜菊苷，味道和蔗糖差不多。从罗汉果中提取的罗汉果甜苷，甜度是蔗糖的 300 倍。人工合成的甜味剂有木糖醇、安赛蜜、阿斯巴甜、阿力甜、纽甜、糖精等。

大部分的甜味剂进入人体后，不会产生任何热量，看似很适合需要控制体重的人群，比如肥胖人群，但其实并非如此。

甜味剂会降低我们对甜味的敏感度。如果一个人在小时候经常食用甜味剂，在他成人之后就会嗜甜，导致食用更多的糖和甜味剂。更让人担忧的是，因为甜味剂的加入，食物变得更加美味，会促使我们吃更多的食物，导致我们摄入更多的甜味剂。

动物医学研究表明，动物在食用甜味剂后，其肠道菌群的数量和多样性都变少了，影响了肠道的健康。所以，炎症性肠病患者最好不要摄入添加了人工甜味剂的食物。

（5）草酸盐

草酸盐是一种白色结晶，是肾结石的主要成分。当人们食用含有草酸的食物后，若是不能及时将草酸排出，它们就容易和其他物质发生化学反应，比如和钠、镁、钙等物质结合成草酸盐结晶；或者等浓度足够高时，就会形成像冰糖一样的结石，非常坚硬，所以当体内产生结石时，患处会有非常强烈的疼痛感。当草酸盐晶体聚集在人体的各种器官中时，会使身体逐渐受到损伤。

草酸广泛分布于植物、动物和真菌体内，并在不同的生命体中发挥不同的功能。研究发现，很多植物富含草酸，尤

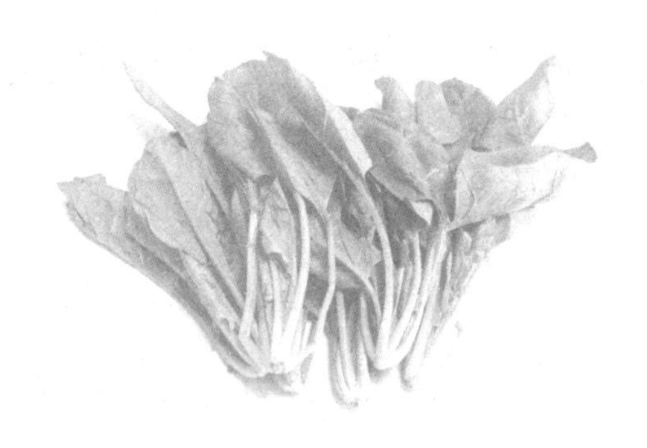

其是菠菜、苋菜、甜菜、马齿苋、芋头、甘薯、大黄等植物。

如果体内堆积了大量的草酸，很有可能是我们的饮食习惯出现了问题。那么，如何减少蔬菜中的草酸含量呢？以下两种方法可以尝试：

①合理的烹调：对于含有草酸的蔬菜，如菠菜、苋菜等，适当的烹调可以去除部分草酸。例如将蔬菜放在温水中加热，随着温度的升高，草酸的保留率也会降低。在实验中，将苋菜和菠菜分别放入 90℃的热水中加热，苋菜中的草酸保留率为 80.1%（1 分钟）和 42.6%（3 分钟），而菠菜中的草酸保留率为 77.5%（1 分钟）和 37.5%（3 分钟）。随着浸泡时间从 1 分钟延长至 3 分钟，二者的草酸含量都降低了近 40%。

②合理补充维生素 B_6：研究发现，维生素 B_6 可以与草酸形成不溶性复合物，降低草酸的生物利用率，从而减少人体对草酸的吸收。所以，可以适当地补充维生素 B_6。

需要注意的是，尽管以上方法可以帮助减少蔬菜中的草酸，但并不能完全消除蔬菜中的草酸。因此，在饮食中仍需要注意控制蔬菜的摄入量，尤其是对草酸含量较高的蔬菜。对需要控制草酸摄入的人群（如肾结石患者等），建议在专业医师或营养师的指导下进行合理饮食搭配，以避免草酸摄入过量对身体健康产生影响。

（6）糖

人在摄入糖类后，大脑中的多巴胺神经元会被激活，从而使神经末梢受到刺激，让人兴奋起来。尤其是含糖的碳酸饮料，只要喝了一杯，就想一直喝下去。

众所周知，糖类可以为人体提供能量。但是，我们的饮食结构中其实并不需要糖类，因为我们摄入的碳水化合物经过胃肠消化分解后，就会转变成葡萄糖。甚至看上去和糖没有任何关系的脂肪和蛋白质也可以转化为葡萄糖。所以，我们在饮食中根本没有必要单独添加糖。

此外，新鲜的果蔬中还含有天然的糖分。和水果中的糖分不一样，饮料和食品中的糖属于“游离糖”，能够被人体快速

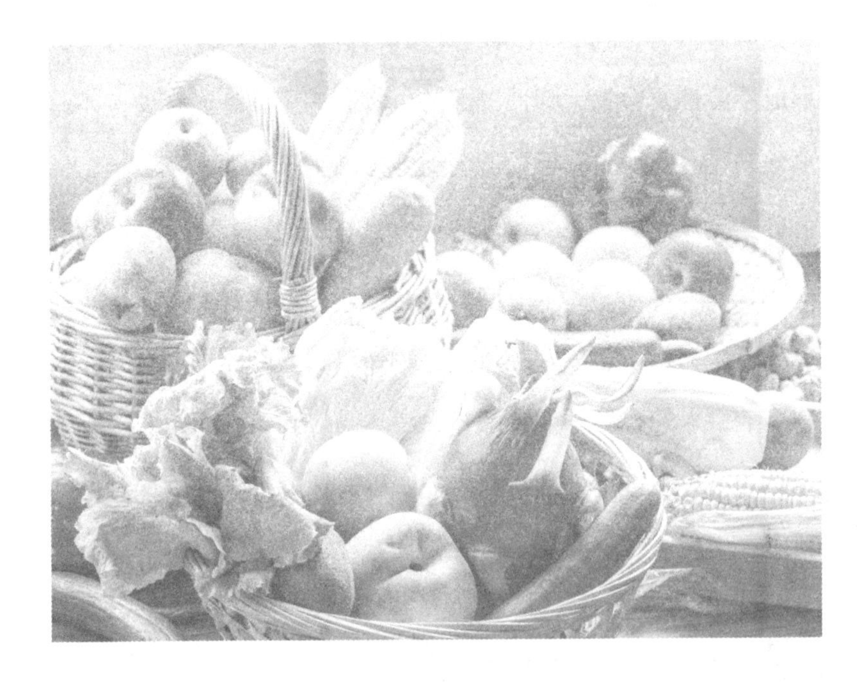

吸收，使人体内的代谢出现剧烈波动。这类糖经过口腔中细菌的发酵，可能会在牙齿表面形成牙菌斑，严重的可能会引发龋齿。而且含糖饮料的能量虽然很高，但是不能给人提供饱腹感，还会增强食欲。若是长期大量饮用这种饮料，还会增加 2 型糖尿病的患病概率。

不仅是含糖饮料，现如今各种食物中基本上都含有糖，比如酱油、蛋糕、酸奶、冰激凌等，即便你不喝饮料，体内的糖分可能也已经超标了。那么，如何判断自己体内的糖分是否超出了正常值的范围呢？这一点不用担心，因为身体最先知道：

①身体变胖：上文已经说过糖分虽然热量很高，但是无法让人产生饱腹感，所以就会导致我们摄入过量的糖分，这些过量的糖分进入体内后最终会转化成脂肪，在腰腹部堆积，导致身体越来越胖，体重增加。

②关节疼痛：过量摄入糖分会导致血糖水平升高，从而使关节内的糖分增加。关节内的糖分增加又会导致关节渗透压增加，进而引发关节肿胀、疼痛等不适症状。而且大量摄入糖分还可能会使体内多糖吸收增加，导致关节滑膜处于高渗状态，加重关节肿胀、疼痛的症状。

此外，痛风患者对糖的代谢能力较差，经常大量摄入糖分可能会导致尿酸代谢异常，使关节疼痛的持续时间延长。

③免疫力下降：食用过多糖分会导致免疫力下降，因为甜

食中的糖分进入人体后，皮质醇的分泌会增多，而皮质醇会阻碍免疫系统的工作。而且这些糖分在代谢过程中，会释放出大量丙酮酸、乳酸等酸性物质，也会使机体抵抗力大幅降低。另外，过量糖分还会影响维生素C的吸收，而维生素C对人体组织的生长、维持和修复至关重要，对免疫系统的增强也有着重要作用。缺乏维生素C容易导致人体自然防御能力受损，从而机体就会受到病毒和细菌的攻击。

当人体的免疫力下降之后，表现在外就是身体很容易受到外来病原体的入侵，经常感冒、发热，甚至还会导致多种慢性炎症。

不过判断体内的糖分是否超量最直观的方式，是去医院进行检测。

①空腹血糖检测：正常范围值是3.9mmol/L ~ 6.0mmol/L。如果测量出来的结果比这个范围值高，那就说明血糖不正常。

②随机血糖检测：测量时间不固定，随意时间测出来的血糖值，如果高于7.8mmol/L，那就说明血糖可能增高了。

③口服葡萄糖耐量试验：检查葡萄糖代谢功能，可以知晓胰岛β细胞功能和机体对血糖的调节能力，从而了解体内血糖的水平。

（7）反式脂肪酸

在自然状态下，反式脂肪酸主要存在于牛乳和乳制品、人类乳汁以及氢化植物油等加工食品中。虽然反式脂肪酸具有延长食品保质期、增加食品酥脆程度等作用，但我们应当尽量避免摄入反式脂肪酸，因为它与多种健康问题相关，如心血管疾病、肥胖、糖尿病、阿尔茨海默病等，可以说它就是“餐桌上的定时炸弹”。

含有反式脂肪酸的食品有很多，常见的包括油炸食物、奶油制品和零食。

①油炸食物：主要包括油条、麻花、油饼、炸丸子、薯条等。这些食物在多次高温油炸过程中，会释放出反式脂肪酸。加热时间的长短，直接决定反式脂肪酸的多少，所以最好不要吃太多。

②奶油制品：如面包、冰激凌、奶粉、奶油蛋糕等，通常会使用起酥油并添加大量奶精，这些都可能产生反式脂肪酸。

③零食：如薯片、小麻花、面包、巧克力等。

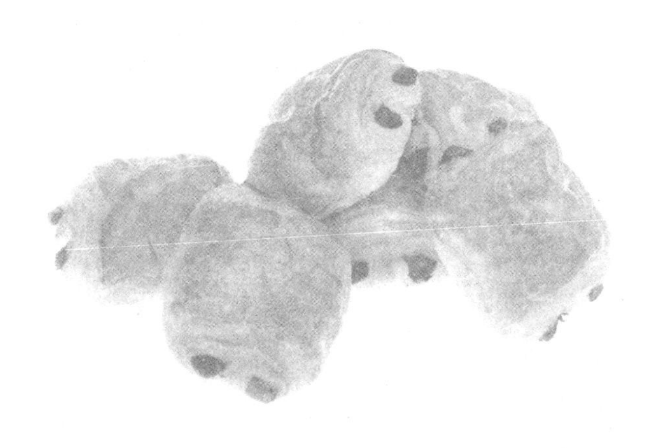

此外，使用葵花子油、大豆油、玉米油等调和油烹饪的食物，以及奶茶等食物，都含有反式脂肪酸。要注意适量食用。

（8）ω-6脂肪酸

前文曾介绍过疼痛可能预示着多种慢性疾病，而不仅仅是“累”。得克萨斯大学的研究人员曾发表过一份研究报告，里面指出慢性疼痛极有可能是饮食导致的。我们平时常吃的食用油和多种加工食品中含有大量的ω-6脂肪酸，这种物质会导致周围神经出现病变，从而使人出现慢性疼痛。

ω-6脂肪酸存在于以下食物中：

①肉类：猪肉、牛肉、羊肉等肉类食物中都含有ω-6脂肪酸。

②食用油及油炸食品：玉米油、大豆油、花生油、芝麻油等食用油中也都含有ω-6脂肪酸。另外，使用食用油烹饪的食物，如炸鸡块、炸薯条等，其中也含有一定量的ω-6脂肪酸。

③香辛料：紫苏、芝麻等香辛料也是ω-6脂肪酸的来源。

此外，玉米、大豆、蛋类、乳制品等，也含有一定量的ω-6脂肪酸。虽然这些食物中都含有ω-6脂肪酸，但并不代表这些食物就不能吃了，而是要控制量，不要每天都吃。

（9）饱和脂肪酸

过去，人们在烹饪时广泛使用动物油脂，比如猪油、羊油和鱼油。用动物油脂烹调出来的食物具有独特的味道，能够增加食欲。然而，美味的背后其实隐藏着巨大的危险。

动物油脂中富含饱和脂肪酸，而过量的饱和脂肪酸会对人体的健康造成威胁。除了动物油脂，黄油、干酪、全脂奶、冰激凌、奶油，以及某些植物油（椰油、棕榈油和棕榈仁油）中也富含饱和脂肪酸。

饱和脂肪酸会导致肥胖，引发冠心病，影响生育等。如果摄入过多的饱和脂肪酸，会难以消化，从而导致脂肪堆积在体内，慢慢就会出现肥胖。

另外，饱和脂肪酸摄入量过高是导致血胆固醇、甘油三酯、低密度脂蛋白胆固醇升高的主要原因，继而引起动脉管腔狭窄，形成动脉粥样硬化，增加患冠心病的风险。

因此，应该尽量少摄入饱和脂肪酸，将摄入量控制在每天不超过总热量的 10%，以有效降低患心血管疾病的风险。应尽量摄入不饱和脂肪酸，因为不饱和脂肪酸对人体有益。不饱和脂肪酸主要存在于红花籽油、印加果油、茶油、橄榄油、阿甘油、芥花籽油、葵花子油和大豆油中。

认识抗炎食物金字塔

国际癌症研究中心的一项报告显示，世界上 1/6 的癌症由细菌、病毒感染引起，这些感染多数就是我们俗称的“发炎”。很多疾病看起来风马牛不相及，但其背后往往有着共同的“土壤”——炎症。炎症在体内慢慢堆积，最终累及全身。科学饮食可以更好地缓解和预防体内炎症的病变反应。

美国“威尔博士”网站载文，刊出该网站创始人、美国亚利桑那大学整体医学中心主任、医学教授安德鲁·威尔博士研究出的“抗炎食物金字塔”。该金字塔是国际公认的有效抗炎食物金字塔，从塔尖到塔底一共有 12 层。大家安排饮食时，可以参考一下。

第一层（塔尖）：健康甜品

代表食物：干果（无糖）、黑巧克力等。这类食物富含多酚物质，对人体有很强的抗氧化作用，可以让血流量变多。黑巧克力中的可可含量比巧克力多，糖分也比较少，所以更加健康。

食用建议：最好选择可可含量至少 70% 的黑巧克力，每周食用 2 ~ 4 次，每次以 28 克为宜（大约半个鸡蛋的重量）。

第二层：红酒

红酒富含的白藜芦醇是很强的抗氧化剂，能起到降低血液黏稠度的作用。红酒不宜过量饮用，而且也并不是任何场合都适宜，应根据个人需求选择。

食用建议：饮用红酒不宜贪杯，每天 1 ~ 2 杯最佳；不喜欢饮酒或者本身滴酒不沾者，那就保持自己的习惯就好。

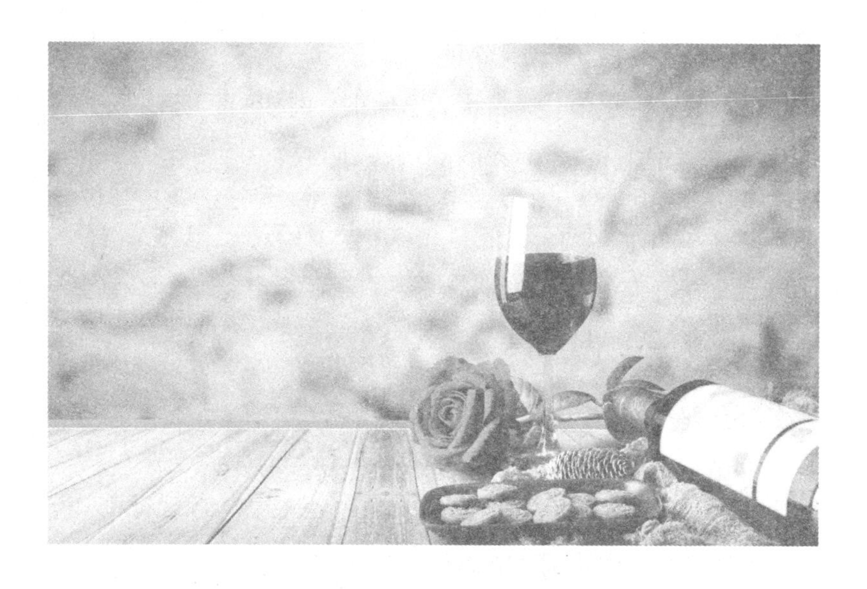

第三层：膳食补充剂

膳食补充剂主要成分是维生素、矿物质、氨基酸等，用以补足人体必需的营养素。

食用建议：万物取自天然，尽可能地从天然的食物中获取人体必需的营养素。如果日常饮食作息不规律，就可能需要食用适量的膳食补充剂（建议遵从医嘱食用）。

第四层：茶

茶叶里以白茶、绿茶和乌龙茶最具代表性，这几种茶中的儿茶素含量高。儿茶素具有抗氧化和消炎的功效，还能有效抑制细菌。

食用建议：建议每天喝 2 ～ 4 杯。切记有睡眠障碍的人晚上不宜饮茶。

第五层：健康药草和调味品

最具代表性的有生姜、大蒜、辣椒、肉桂、迷迭香和百里香等。这类调味品中含有大量的天然抗炎物质，如姜黄素等。俗语说“冬吃萝卜夏吃姜”也就变得有理有据。

食用建议：每天都可食用。

第六层：富含蛋白质的食物

代表食物：酸奶、鸡蛋、鸡肉（去皮后）、鱼肉、羊肉、猪瘦肉等。这类食物能够为机体提供丰富的蛋白质。而蛋白质是维持生命活动所必需的“一切生命的物质基础”，有助于促进身体细胞的新陈代谢，提高免疫力。

食用建议：每天摄入量以 1 ～ 2 份富含蛋白质的食物（每份相当于 28 克奶酪、1 杯 227 毫升牛奶、1 个鸡蛋或 85 克去皮鸡肉）为宜。

第七层：蘑菇

蘑菇是一种营养价值很高的食物。这类食物以香菇、金针菇、平菇、猴头菇等最具代表性。其含有增强免疫力的多种天然物质，可以降低引发炎症的风险。

食用建议：可以尝试不同的烹饪方法，每天食用。

第八层：大豆食品

代表食物：豆腐、豆豉、毛豆、豆浆等。豆制品中含有丰富的蛋白质、多种微量元素，具有抗氧化、增强免疫力和预防

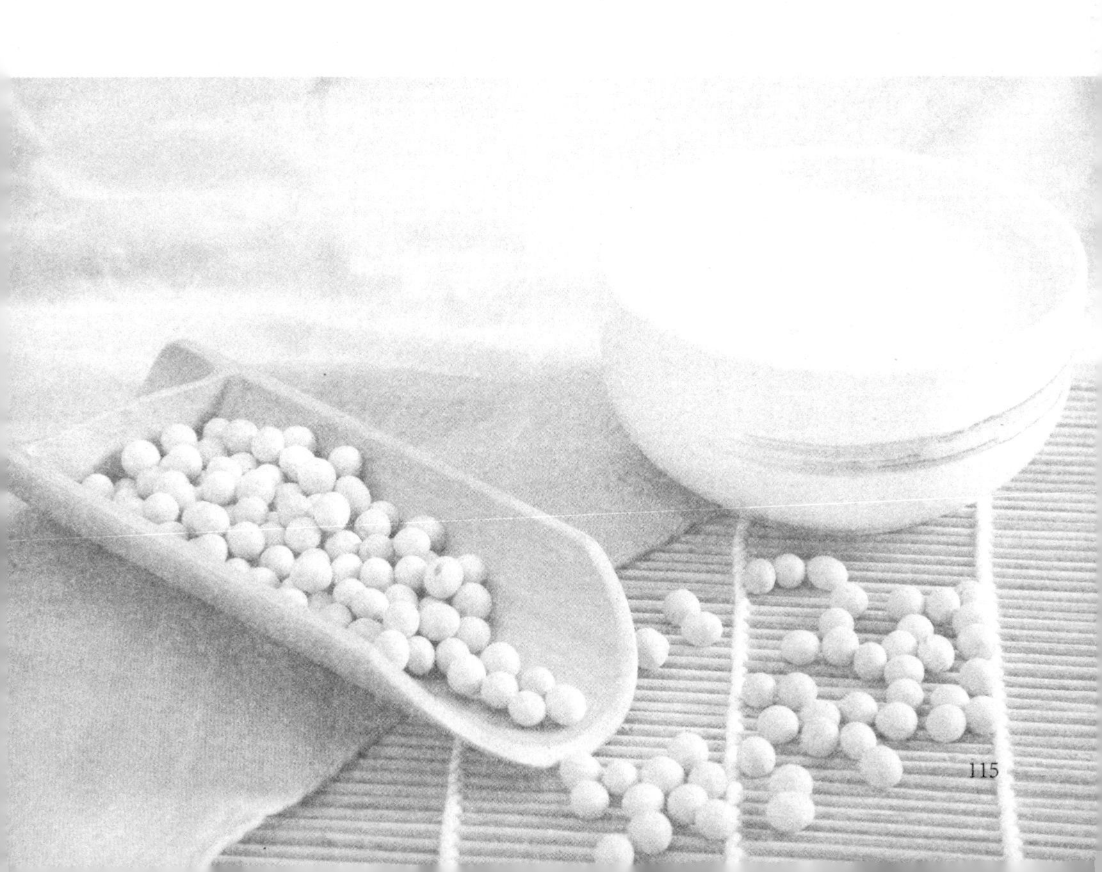

癌症等功效，适当食用可以补充人体所需的营养物质和能量。需要注意的是，虽然大豆食品有很多好处，但也不能完全代替动物蛋白。同时，豆制品中的膳食纤维可能会导致胃肠道不适，应适量食用。

食用建议：每天摄入量以 1 ～ 2 份（1 份≈ 1 杯豆浆 / 半杯熟毛豆）为宜。

第九层：鱼和其他海鲜

代表食物：三文鱼、沙丁鱼和鳕鱼等。这些食物中富含具有抗炎属性的 ω-3 脂肪酸和多种微量元素，ω-3 脂肪酸具有降低胆固醇、预防动脉硬化等作用，对心血管系统有很好的保护作用，而硒和锌等微量元素可以增强人体免疫力。

食用建议：每人每周食用 2 ～ 6 份（每份约 113 克，相当于一块手掌大小的鱼块）。

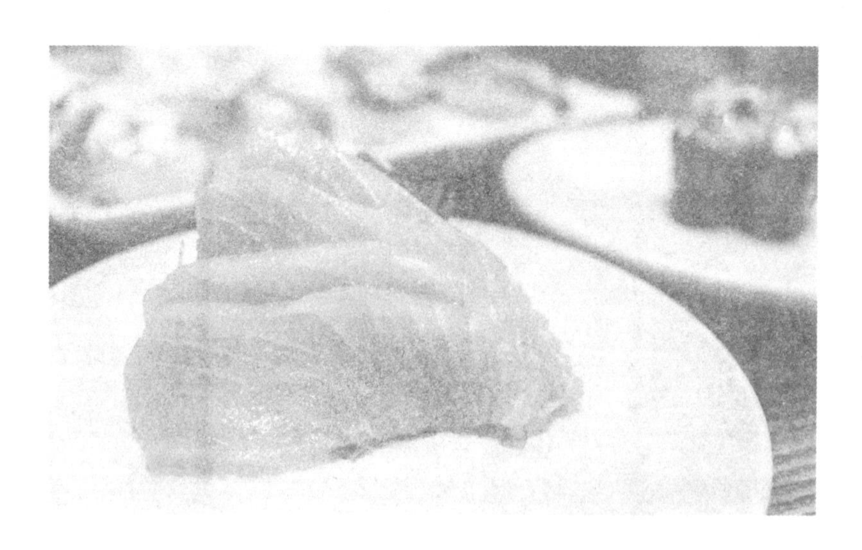

第十层：健康脂肪

代表食物：有机菜籽油、橄榄油、牛油果油、花生油、芝麻油、茶油等健康油类，这些食物中含有的健康脂肪具有一定的抗炎属性。

食用建议：最好每天食用5 ~ 7份（1份≈ 1茶匙核桃油）。

第十一层：全谷食物、面食、豆类

代表食物：全谷物包括小米、大黄米、糙米等，能够防止血糖骤升，有助于控制炎症；面食包括全麦面条、荞麦面条等，有助于控制血糖；优质豆类包括绿豆、豌豆和扁豆等，其富含B族维生素、镁、钾和可溶性膳食纤维，可溶性膳食纤维可以促进胃肠道蠕动。此外，此类食物所富含的谷维素可以改善自主神经功能紊乱的情况，对于改善睡眠也有一定帮助。

食用建议：全谷食物每天摄入3 ~ 5份（每份为半杯），面食每周2 ~ 3份（每份为半杯），豆类每天1 ~ 2份（每份为半杯）。

第十二层（塔底）：蔬菜、水果

代表食物：健康蔬菜包括菠菜、芹菜等绿叶蔬菜，西蓝花、卷心菜、羽衣甘蓝等十字花科蔬菜，胡萝卜、番茄、海带等深色蔬菜；健康水果包括蓝莓、草莓、橘子、石榴、樱桃、苹果、梨等。这些蔬菜和水果中富含各种抗氧化剂，能有效抑制炎症。

食用建议：每天食用不少于 4 ~ 5 份蔬菜（每份约 80 克），3 ~ 4 份水果（每份相当于一个中等大小的水果，需要注意果汁不能代替鲜果）。

养成经常吃、长期吃抗炎食物的习惯，能提高机体的免疫力，对预防许多慢性疾病起到事半功倍的辅助功效。虽然抗炎食物可以缓解及预防炎症，但是它们不能完全替代药物治疗。如果身体出现炎症反应，应及时前往医院遵医嘱治疗，以免延误病情。

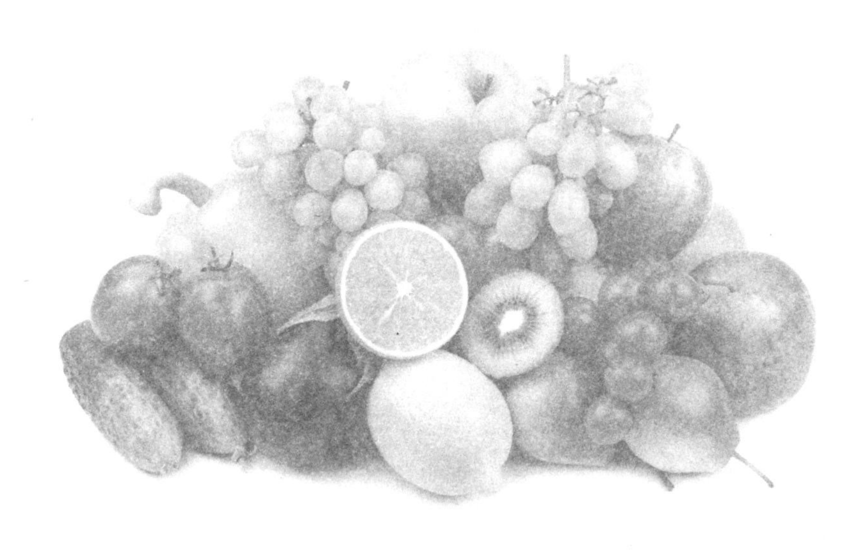

营养学家推荐的抗炎饮食

在前面几章我们已经了解到“慢性炎症”对身体的损伤，并且知道了很多常见疾病都与“慢性炎症”息息相关。其实，生活中存在很多与“炎症”相克的食物。下面就来了解一下“抗炎饮食”有哪些吧！

（1）慢性炎症的克星——鱼油

很多人经常把鱼油和鱼肝油混为一谈，虽然仅一字之差，但两者差别甚大。

鱼油和鱼肝油都是从海鱼中加工提取的，但两者的原料和作用都不同。鱼肝油主要来自鲨鱼、鳕鱼等无毒海鱼类的肝脏，是从其中提炼出来的油脂，主要成分是维生素 A 和维生素 D，更多地作用于眼睛和骨骼。

而鱼油是深海鱼的脂肪提取物，包括鱼肉、内脏、鱼脑等各个部位的脂肪，属于油脂类。主要成分是 ω–3 脂肪酸（包括 DHA 和 EPA。DHA 中文名二十二碳六烯酸，是人体所必需的一种多不饱和脂肪酸。EPA 中文名二十碳五烯酸，是人体必需的一种脂肪酸），它们是人体大脑发育必需的脂肪酸，其中 DHA 可以活化脑细胞功能，提升大脑细胞学习能力并提高记忆力，EPA 则有降血脂的作用，能够预防动脉硬化、肥胖症、高血压、心脏病、脑卒中及阿尔茨海默病等。

鱼油有调节免疫系统的功能，能够减少过度的免疫反应和炎症损伤。另外，鱼油还可以增加细胞膜的流动性，改善细胞的代谢功能，减少氧化应激对细胞的损伤。这些都有助于减轻慢性炎症的发生和发展。

那应该如何挑选优质的鱼油呢？

①看鱼油来源：一般北欧和北美国家在鱼油领域的研究和应用历史相对较长，提取的技术更加成熟。

②看提取原料：一般小型鱼比大型鱼更适合作为鱼油的原料，因为自重小，处于食物链低端，受污染程度更小。

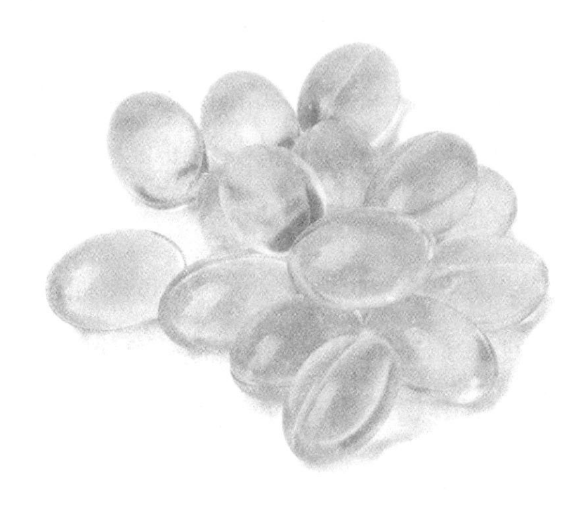

③看是否有第三方认证：一般有 IFOS（International Fish Oil Standards 译为：国际鱼油标准，是全球公认的含金量最高的第三方鱼油认证）认证的鱼油更让人放心，尤其推荐五星认

证的鱼油。

④看外包装：一般不建议选塑料包装的鱼油，容易被氧化，推荐选深色玻璃瓶装的鱼油。

⑤看颜色：质量较好的鱼油，表面色泽非常光滑透亮，颜色略黄，颗颗匀称。假如颜色过红或有杂质，就说明质量不好。

⑥看纯度和含量：纯度低于 80% 的鱼油基本不建议选择。在选择鱼油时，要选 DHA 和 EPA 含量较高的产品。

⑦看剂型分类：鱼油有 EE（Ethyl esters，乙酯）型和 TG（Triglycerides，甘油三酯）型等，相对来说 TG 型的鱼油更利于身体吸收。

⑧选品种：选择 DHA∶EPA 大于 2.5∶1 的，适用于提高青少年记忆力。DHA 和 EPA 比例相等或者 EPA 高于 DHA 的，适用于中老年人降血脂，不建议青少年食用。

（2）常食用全谷物食品有助于预防炎症

常食用全谷物食品可以在一定程度上避免妇女患多种炎症。在对 4 万多名中老年妇女进行的长达 15 年的跟踪研究中，研究人员发现，与不吃或少吃全谷物食品的女性相比，那些长期食用全谷物食品的女性患各种炎症的概率要低 1/3。

负责这项研究的医学博士雅各布斯就曾表明，以前，人们通常认为，常吃全谷物食品对心脏病和糖尿病具有一定的预防作用，但最新研究得出结论，全谷物食品的益处比预期的要多。

全谷物食品包括杂粮、粗粮或颗粒完整的谷物，全谷物食品被消化的速度慢，能防止血糖骤升，有助于抑制炎症因子。这类食品含有丰富的纤维素、微量元素、维生素及矿物质等。此外，豆类中还含有很多植物化学物质，比如三羟基异黄酮和大豆苷元，能有效降低乳腺癌、前列腺癌的发生概率。

各种食材中所含的抗炎成分总结

（1）肉类、蛋、奶里的抗炎成分

抗炎成分主要指的是一些能够抑制炎症反应、促进机体修复的物质。肉类、蛋类和奶类四大类，是日常容易接触到的，它们富含很多人体所必需的优质蛋白质和多种维生素、矿物质等成分。

① ω-3 脂肪酸：常见食物有三文鱼、鳕鱼、金枪鱼、沙丁鱼、秋刀鱼、金目鲷等。

ω-3 脂肪酸，特别是 EPA 和 DHA，能够通过抑制促炎因子来减少炎症基因的表达，有很好的抗炎、抗血栓形成、降低血脂和舒张血管的特性；同时可以激活抗炎因子，从而抑制炎症反应；还能产生直接抗炎的活性物质，从而有效地缓解炎症。

而人体自身是无法合成 ω-3 脂肪酸的，它只能从食物中摄取。众所周知，深海鱼类富含 ω-3 脂肪酸。一般来说，脂肪含量越高的鱼，其 ω-3 脂肪酸的含量也越高；颜色越深、油脂越厚的鱼类，ω-3 脂肪酸含量越高。

②蛋白质：常见食物有畜肉、禽肉、乳制品、蛋、豆类及豆类制品、谷类等。

蛋白质是身体组织的重要组成成分，其中参与人体生命活动的重要蛋白质大约有 10 万种，如果蛋白质摄入不够，肌肉

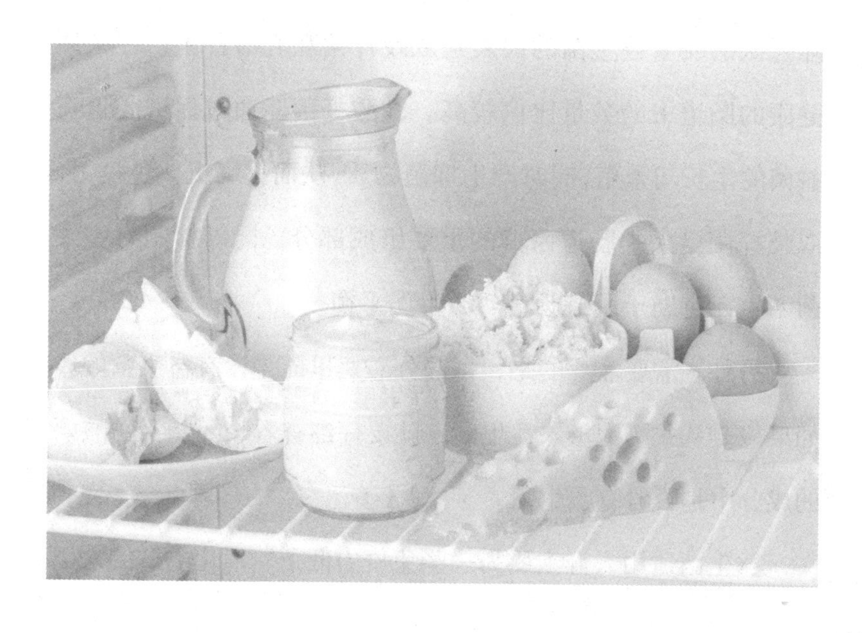

组织就会退化，出现肌肉无力、萎缩等危害；有的蛋白质起到传导、转运等作用，例如我们的大脑活动，每次都需要传导物质起到有效的神经冲动的作用，一旦蛋白质摄入不够，就会出现注意力涣散、精神恍惚的症状。建议脑力工作者多摄入蛋白质含量高的食物。

③益生菌：常见食物有泡菜、酸奶、奶酪、薯类食物、水果（香蕉、青苹果）等。

益生菌是活的微生物，是平衡人体肠道菌群、增强肠道消化功能的肠道有益菌。益生菌还会与人体中的有害细菌进行竞争，抑制其过度增殖，对维持肠道菌群微环境平衡，以及净化肠内环境有良好的作用。

常见的益生菌类型有乳酸杆菌、双歧杆菌、酵母菌。国际公认的安全益生菌的代表是双歧杆菌和乳酸杆菌，在人体健康的肠道中的数量比例较高。乳酸杆菌能通过促进肠道有益菌的生长与繁殖,同时产生抑菌物质,从而提高机体免疫力。双歧杆菌是人类肠道菌群的重要组成部分，能够抑制有害细菌滋生，有助于调节肠道的微生态平衡。

另外，需要注意的是，一部分酸奶里面是没有益生菌的。如果想要从酸奶中摄入益生菌，就要仔细查看想要购买的酸奶的成分中是否含有益生菌。

益生菌适用人群主要为一些免疫力低下、消化不良的人以及长期使用抗生素的患者。服用益生菌时不可以使用温度过高的液体冲服，同时避免与抗生素同服。如果出现腹泻次数增加或便秘等不良反应，需要及时停药。

（2）谷物、薯类、豆制品里的抗炎成分

像糙米、小米以及豆类等未经过精加工的粗粮或全谷物，都含有丰富的膳食纤维，能起到降低胆固醇和甘油三酯的作用，并且会避免血糖骤升，从而达到有效抑制慢性炎症的效果。

①膳食纤维：常见食物有红薯、燕麦、糙米、南瓜、黄豆、黑豆、绿豆、薏米等。

膳食纤维在保持消化系统健康上发挥着重要的作用，它是不被人体消化道分解的多糖。更好理解的说法就是食物中质地较粗、不易被咀嚼消化的部分，比如谷物的壳、苹果的皮、芹菜秆里的“筋”等都属于膳食纤维。

膳食纤维通常分为非水溶性膳食纤维和水溶性膳食纤维两大类。两者最大区别在于是否吸水，比如可溶性膳食纤维因为有很强的吸水性，能在体内遇水膨胀很多倍，从而增加饱腹感。同时，它的强吸附性，还能更好地阻拦胃肠道吸收葡萄糖、脂肪酸等物质，从而降低炎症的发生率；非水溶性膳食纤维不溶于水，能最大程度地刺激肠道蠕动，减少食物在肠道中停留的时间，从而改善便秘等。所以，摄取足够的膳食纤维可以预防

心血管疾病、糖尿病以及肠道疾病等。

膳食纤维的口感不好，可能会影响人的食欲，所以在饮食中通常会被剔除，这种越来越精细化的饮食习惯导致便秘人群与日俱增。目前，营养学家报告显示：成人每日膳食纤维摄入量不得低于 25 ~ 30 克。但是现代人日常生活繁忙，就餐节奏加快，往往很难达到每日新鲜蔬菜、水果和豆类的推荐摄入量，导致膳食纤维缺失的人数逐渐增加。

虽然膳食纤维对身体有很多好处，但也要注意摄入量。如果是肠炎、消化道溃疡类疾病患者，就要选择低膳食纤维饮食，建议肠胃不好的人将富含膳食纤维的食物煮至软烂后食用。便秘者则可以适当加量，但正常人不宜多摄入，因为膳食纤维会影响锌、铁等微量元素的吸收。

②黏蛋白：常见食物有秋葵、山药、莲藕、红薯、银耳等。

黏蛋白是一类主要由黏多糖组成的糖蛋白，也就是黏膜上皮分泌的“润滑剂”，常附着于结膜、呼吸道、胃肠道等部位。

不同的组织器官分泌的黏蛋白也不同。比如，眼结膜分泌眼表黏蛋白，可以起到湿润眼球、避免眼睛损伤的作用；胃黏膜上皮则会分泌胃黏蛋白，它能保护胃黏膜，避免其受到损伤。一旦体内黏蛋白含量低于正常水平，首当其冲的就是黏膜上皮，也就增加了其受到细菌、病毒等侵害的风险，容易引发呼吸道、胃炎、胃癌、皮肤干痒等疾病。

所以，依据《中国居民膳食指南》（2022 版）出台建议：每日可吃 50 ~ 100 克薯类替代部分精细粮，作为主食的一部分。

③大豆蛋白：常见食物有糙米、黄豆、红豆、绿豆、燕麦、豆腐、豆浆等。

大豆蛋白即大豆类产品所含的蛋白质，含量约为 38% 以上，是谷类食物的 4 ~ 5 倍。大豆蛋白是一种植物性优质蛋白质，且属于植物性完全蛋白（含有人体所有必需氨基酸），素有“植物肉”的美称，其氨基酸的组成与牛奶蛋白质相近。所以，从基因结构上最接近人体氨基酸，而且从营养价值上来看，与动物蛋白等同，是最具营养的植物蛋白质。

大豆蛋白还有降低胆固醇的功效，能有效预防心血管疾病的发生，从而帮助糖尿病患者降低患并发症的风险。

值得注意的是一些特殊人群，比如孕妇、老人、儿童、产后妇人等，对大豆蛋白的需求量更高，应加大补充量。

④大豆异黄酮：常见食物主要为大豆类食品，包括豆浆、豆腐、腐竹等。

大豆异黄酮是大豆类食物中含有的一种天然植物雌激素，如果摄入足够的大豆异黄酮，有助于稳定人体的激素水平，当体内的雌激素不足时，它可以占据雌激素受体；当体内的雌激素过多时，它可以发挥抑制作用。

依据流行病研究报告显示：大豆异黄酮能降低乳腺癌的发

病率。大豆异黄酮能够弥补女性 30 岁以后雌激素分泌不足的缺陷，改善皮肤状态，缓解更年期综合征并改善骨质疏松，使女性再现青春魅力。

需要注意的是，一旦确诊了雌激素相关疾病，如乳腺癌、子宫内膜癌等，应当避免大量摄入大豆异黄酮。

（3）蔬菜里的抗炎成分

每日蔬菜摄入量因人而异，但在《中国居民膳食指南》（2022 版）中明确建议：成年人要保证每天摄入 300 ~ 500 克蔬菜，并且深色蔬菜最好占比约 1/2。深色蔬菜即叶片或果实的颜色较深的蔬菜，包括深绿色蔬菜、橙黄色蔬菜和深紫红色蔬菜三大类。相比浅色蔬菜，深色蔬菜中对人体有益的抗炎成分更多，帮助减轻炎症反应的效果更明显。

①类胡萝卜素：常见食物有苋菜、芥菜、胡萝卜、番茄、南瓜、金针菜等。

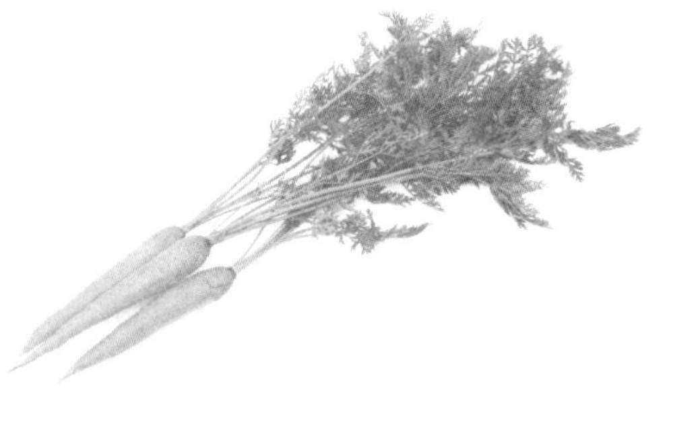

类胡萝卜素主要存在于一些深绿色蔬菜中，常见的类胡萝卜素包括 β－胡萝卜素、α－胡萝卜素、番茄红素、叶黄素、玉米黄素以及隐黄质等。这些类胡萝卜素可分为胡萝卜素和叶黄素两大类。

随着科学的不断进步，类胡萝卜素对人体的好处远超人们的认识，它兼具抗氧化和提高免疫系统功能的功效。类胡萝卜素能起到抗氧化剂的作用，延缓细胞的衰老。表现在眼部就是能维持正常的视力及上皮细胞的正常发育与分化，减少视力损伤。另外，类胡萝卜素还能在人体中转变成维生素 A，对调节机体免疫功能也有一定的益处。

②叶酸：常见食物有深绿色蔬菜，如西蓝花、油麦菜、菠菜等。

叶酸并不是酸，而是一种水溶性维生素，属于 B 族维生素，因在绿叶中含量十分丰富而得名。

叶酸是合成 DNA 不可或缺的原料。叶酸在人体健康中有着重要的作用，对孕妇和备孕男女尤其重要。备孕期间男性可服用叶酸片，叶酸是保证细胞正常分裂增殖的重要成分，在备孕阶段能提高精子质量；女性在备孕期间服用叶酸片，能够预防胎儿神经管畸形。研究发现，每天服用 0.4 毫克的叶酸，可以降低 70% 的新生儿神经管缺陷发生概率。而且，叶酸还能有效清除血液中过多的代谢产物，降低心脑血管疾病的发病风险。

值得注意的是，虽然人体的肠道细菌本身可以合成叶酸，也能从食物中获取，但是对于健康的女性来说，至少要在准备怀孕前一个月开始吃叶酸补充剂，在备孕和怀孕期间需要额外补充大量叶酸（不可盲目摄入，应遵医嘱服用）。

③谷胱甘肽：常见食物有芦笋、卷心菜、土豆、番茄、黄瓜等。

谷胱甘肽是一种强大的抗氧化剂，可以保护细胞免受自由基的伤害，并防止细胞过度氧化，还可以保护皮肤，使皮肤细嫩光滑，所以它在美容、抗衰老方面的功效闻名遐迩。但是需要注意用量，避免过量食用，以免加重胃肠负担，引起腹胀、腹痛、嗳气等不适症状。

（4）种子里的抗炎成分

种子中含有人体必需脂肪酸、矿物质、维生素 E 和蛋白质等，能抵御和修复炎症给人体带来的损伤。《中国居民膳食指南》（2022 版）显示：建议成人每天摄入 25 ~ 35 克大豆及坚果类种子。

① α－亚麻酸：常见食物有紫苏籽、亚麻籽、桃仁、核桃、杏仁等。

α－亚麻酸是必需脂肪酸中的一种。必需脂肪酸又是人体自身无法合成、必须从食物中获取的脂肪酸。必需脂肪酸对人体有着重要意义，必需脂肪酸能维持细胞膜的结构，来达到调节血脂的作用。

那该如何判断身体是否缺乏必需脂肪酸呢？简单来说就是看是否有皮肤干燥、掉皮屑以及手掌或脚掌出现裂口等症状。

α-亚麻酸在人体内可以代谢分解成 DHA 和 EPA，可以促进神经元的生长和分化，改善脑部血液循环，有助于提高记忆力，还能调节人体内褪黑素的分泌，有助于改善睡眠质量；可以降低血清胆固醇和低密度脂蛋白水平，同时还可以扩张血管，有助于降血脂和降血压，也有助于抗炎和抗氧化。

临床试验以及流行病学研究证明，α-亚麻酸对老年人和女性的保护作用更明显。但是大家普遍缺乏，急需补充。在补充时，它常存在于食用油中，也被作为保健品制成胶囊。

②不饱和脂肪酸：常见食物有巴旦木、黄豆、黑豆、榛子等。

不饱和脂肪酸（USFA）是一种对人体具有多种益处的营养物质，适量摄入有助于预防多种慢性疾病。前面我们了解到的 ω-3 脂肪酸和 α-亚麻酸都属于不饱和脂肪酸。

作为构成体内脂肪的一种脂肪酸，不饱和脂肪酸对人体发挥着至关重要的作用，如调节血脂、清除血栓、增强免疫力、补脑健脑、保护视网膜等。当人体内缺乏不饱和脂肪酸时，不仅容易影响记忆力和思维敏捷度，更容易诱发心脑血管疾病。建议在日常饮食中适当吃富含不饱和脂肪酸的食物，如橄榄油、亚麻籽油、鱼油等。

③维生素 E：常见食物有杏仁、腰果、开心果、花生、南瓜籽和亚麻籽等。

维生素 E 是一种脂溶性维生素，日常呈金黄色或者淡黄色的油状物，带有特殊气味。在光照下遇空气易被氧化而呈现暗红色。

众所周知，维生素E是人体所必需的营养素之一，其主要功效是抗氧化、延缓衰老、保护生殖系统、提高生育力、提高人体免疫力等。

一旦人体缺乏维生素E，会导致体内细胞缺乏屏障保护，使人体自身遭遇自由基的氧化损伤，往往伴随着全身乏力、盗汗、皮肤干燥、头发干黄分叉等症状。

一般来说，人体所需的维生素是可以从食物中摄入的，不需要额外补充。可能我们每天吃一小把（约10克）带壳的坚果，就能轻松达到需求量，但因为现在人们饮食结构不当或者经常点外卖，需要额外补充维生素的情况明显增加。

（5）水果里的抗炎成分

水果是自然界中含有抗炎和抗氧化成分种类最多的食物，而且很多属于直接性抗炎细胞因子，能起到消除体内自由基，从而减轻慢性炎症的作用。

但是，水果不能多吃，也不能代替蔬菜食用。中国营养学会曾倡导过，成人每日水果的摄入量建议在200～350克之间，且不能以果汁代替。

①维生素C：常见食物有刺梨、酸枣、猕猴桃、草莓、山

楂、丑橘、木瓜等。

维生素C在众多维生素里是最出名的。它能够维护人体免疫系统的正常运转，预防感冒等疾病。维生素C还具有抗氧化作用，能保护身体细胞免受自由基损害。抑制炎症介质，从而预防炎症。维生素C可以促进胶原蛋白合成，使皮肤光滑、有弹性。

一个成年人每日所需的维生素C应不少于100毫克，也就相当于每天吃约半斤新鲜水果。

②花青素：常见食物有葡萄、桑葚、蓝莓、黑枸杞子、樱桃、蔓越莓等。

花青素是一种广泛存在于植物中的水溶性天然色素，根据酸碱度的不同呈现出不同的颜色，具有抗氧化、延缓衰老、保护视力、增强免疫力、增加血管弹性、美容养颜等作用。最为突出的是花青素的抗氧化能力远远超过了维生素E和维生素C，这一能力使它能够减轻机体过氧化损伤。花青素还具有超强的抗炎功效，它可以通过抑制发炎时产生组胺化合物所需要的酶，从而达到缓解炎症反应的作用，有助于维持身体免疫系统的正常运转，同时减轻疼痛。

那该如何辨别哪种蔬菜或水果的花青素含量高呢？最直观的是看蔬菜和水果的颜色。比如蓝色、紫色、黑色的蔬菜或水果的花青素含量就偏高。

③生物类黄酮：常见食物有柑橘类水果、黑莓、草莓、覆盆子等。

生物类黄酮是植物次级代谢产物,它们并非单一的化合物，而是多种具有类似结构的活性物质的总称，因多呈黄色而被称为生物类黄酮。

生物类黄酮作用于人体的有益表现为：能够和多种有毒金属元素结合，并将其运出体外；能够稳定维生素 C 在体内的活性，使伤口更快地愈合；有一定的抗炎性质，具有抗癌、保护心血管等功效。

那该如何判断体内是否缺乏生物类黄酮呢？最明显的特征是容易出现皮肤青紫、静脉曲张和经常扭伤等症状。

④槲皮素：常见食物有苹果、梨、黑莓、樱桃、石榴、葡萄柚等。

一般人对槲皮素了解很少，它们往往存在于水果和蔬菜的外皮，是一种天然的植物类黄酮，还是一类植物色素，可以让水果和花卉呈现出不同的颜色。

槲皮素具有多种生物活性，发挥着控制细胞“开关”的作用，“开启”后就可促进细胞修复；一旦“关闭”立即启动人体细胞自我保护机制，使细胞免受被损害或感染的风险。

⑤菠萝蛋白酶：常见食物有菠萝。

菠萝蛋白酶是从菠萝的果、茎、叶、皮中提取出来的一种纯天然的植物蛋白酶。菠萝自身含有大量的菠萝蛋白酶，这就是为什么我们吃完菠萝后嘴巴里总是涩涩的。虽然菠萝的口感不好，但菠萝蛋白酶在医学上常被用来抗击炎症和治疗水肿。

菠萝蛋白酶的作用机理就是通过改善蛋白质吸收，帮助减轻从鼻窦炎到骨关节炎引起的各种症状。在临床治疗中，还可以加速伤口愈合，常被用于手术后的感染治疗以及一些皮肤病的治疗。

通常情况下，我们在食用菠萝或服用菠萝蛋白酶补充剂时，不会产生较为严重的不良反应。可对于菠萝过敏的人来说，服用菠萝蛋白酶可能会产生严重的过敏反应。服用时一定要遵医嘱，严格注意使用方法和注意事项，避免不良反应的发生。同时，有消化性溃疡的患者应禁止使用。另外，孕妇也应当避免服用菠萝蛋白酶补充剂，因为目前还没有足够的证据表明其对孕妇和胎儿是安全的。

（6）调味料里的抗炎成分

中华博大精深的饮食文化里讲究的是“色香味”俱全，而其中就离不开各种各样调味品的加持。目前，明确被载入国家标准的香辛料有 68 种，而生姜、大蒜、花椒、胡椒、八角、香叶等调味品更是厨房必备。让人想不到的是，很多调味料除了能使菜肴变得可口，还具有抗炎等医学层面的作用。

①生姜：口感辛辣刺激，很多人不太喜欢它的味道。但是，生姜中的姜辣素等活性物质具有抗氧化性，能抑制炎症因子产生，还能促进抗炎细胞因子的合成。所以，生姜能很好地缓解关节炎、哮喘等疾病的症状。

但是，因为生姜有刺激性气味，一些胃肠不好的人，切忌空腹食用姜片、喝姜水。一般晚上也是不建议食用生姜的。民间曾有言“烂姜不烂味”，意思是如果姜的味道没变，那姜就没坏，还可以继续吃。但其实，姜一旦发烂其黄樟素的含量就会上升，会有致癌的风险，是不建议再食用的。

②大蒜：餐桌出现最多的辛辣物，我们对它再熟悉不过了。

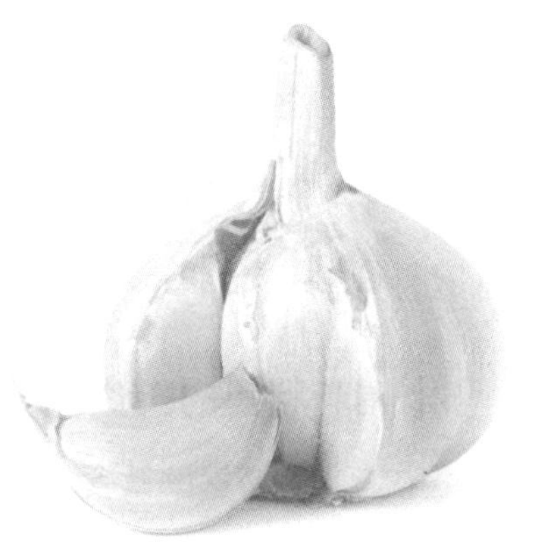

大蒜能抗菌、抗炎、抗病毒，对多种病原体有抑制作用，如球菌、杆菌、真菌和病毒等。大蒜还有助于促进人体对锌元素的吸收，而锌元素被称为“生命之花”，不仅能促进骨骼的形成和生长，还是人体内分泌和免疫等过程中不可缺少的重要矿物质。大蒜中的锗和硒等元素，可以抑制肿瘤细胞生长，对防治肿瘤有一定效果。

大蒜辛辣的气味主要来自二烯丙基硫化物。二烯丙基硫化物并不是原本就存在于大蒜中的，只有当大蒜被切开或者拍碎后，酶刺激分布于不同组织结构的蒜氨酸转化，才能形成二烯丙基硫化物。简单来说，切得越是细碎的蒜末，产生的二烯丙基硫化物就越多，蒜味也越浓。

虽然大蒜对身体大有好处，但是它味辛，很多场合是不适合食用的，如果想要快速去除口腔中大蒜的气味，可以喝一杯牛奶或者嚼几粒花生米。

③花椒：又名川椒，在有些地方也被称作麻椒，是一种有独特气味的调味料。花椒味道辛、麻、香，普遍出现在川渝地区百姓的餐桌上。

花椒入口后舌头会感觉酥麻，主要原因在于花椒中含有花椒麻素，即一种名为羟基甲位山椒醇的化合物。这种化合物是花椒使舌头产生震颤感的主要原因，当花椒果实表面的凸起被咬破时，渗出的花椒油会与舌尖接触，导致舌尖出现震颤的感觉。而花椒麻素已经是世界范围内被广为使用的抗炎药物，从医学层面解释，它具有麻醉、镇痛、促进肠道蠕动、祛风除湿等功效。

另外，花椒还具有抗氧化、降血脂、抗菌的功效，因其具有良好的抗菌活性，所以常被当作化妆品天然防腐剂使用。

那该如何挑选花椒呢？ 看颜色：优质花椒色泽多为紫红或暗红，光泽度不高，绝大部分表面有开口，果实粒大且均匀。可以取少许花椒置于杯中，加入少量温水，看水是否变色，清水变红，即为染色花椒。闻气味：优质花椒具有花椒固有的香味。用手捏：优质花椒用手抓时，有刺手的干爽之感，用手拨弄时，会有“沙沙沙”的响声。

④胡椒：素有“胡椒是人人围着起舞的新娘”的美誉。一般为黑褐色小颗粒，而且几乎是东西方饮食中都存在的烹调原料。胡椒能增强食物的风味，使食物带有一丝鲜甜辛辣的口感。

胡椒之所以享有盛名，不仅因为它是一味重要的调味料，还因为它在药理上的功用。胡椒富含胡椒碱、丁香酚等多种活性成分，这些都是很好的抗炎和抗氧化成分。所以，当人们遇到食欲不振或消化不良时，一般会适当食用胡椒，起到增加食欲和助消化的作用。

⑤八角：俗称“大料”，以其独特的香味闻名遐迩。

八角里有水芹烯、茴香烯，它们都是非常有益的活性成分。其中茴香烯能够促进骨髓细胞的成熟，增加白细胞数量。

但要注意的是，有一种叫“莽草”的有毒植物和八角非常相像，一定要明确分辨它们：八角一般有八个瓣角，也有七个、九个或十个的，角尖比较钝；莽草的瓣角一般是十一至十三个，角尖比较锐利。

⑥香叶：又称月桂叶，是一种常见的调味品和中药材。

在烹调中，香叶通常作为香料，赋予食物浓郁的香味，同时还能提升菜肴的口感。此外，香叶的功能性成分是香叶木素，它是天然黄酮类化合物之一，被证实有祛风除湿、行气止痛、清除自由基、抑菌、抗炎的作用，可以用于治疗多种疾病。

⑦肉桂：肉桂是樟科樟属植物肉桂的干燥树皮，别名包括牡桂、紫桂、大桂等。桂皮具有辛辣和甘甜的味觉特点，一般在炖肉的时候用到。

肉桂具有补火助阳、活血通经、抑菌防霉、扩张血管、降血压等特性，被广泛应用于医药、食品等领域。

肉桂辛辣的气味主要源自肉桂醛，有研究表明，肉桂醛能促进唾液和胃液的分泌，增强胃肠道的消化功能，缓解肠道痉挛性疼痛。另外，还有医学研究表明，肉桂醛可以帮助糖尿病患者降低胆固醇。需要注意的是，肉桂性质上属于大热，很容易引起上火。

⑧迷迭香：迷迭香是西方餐桌上广泛应用的调味品，有着悠久的历史，一般会在烤羊排、烤鸡时频繁使用。

迷迭香全年都可以开花，花虽小，但精致美丽。迷迭香的香味有醒脑的作用，在莎士比亚的剧作《哈姆雷特》中，奥菲利亚说“迷迭香是为了帮助回忆”。因其香味浓郁且持久力强，日常烹调时应注意掌握用量，如果使用过量，就会覆盖其他原料的味道。

而且，迷迭香具有抗氧化性，可以减少氧化应激和自由基引起的炎症反应，增强人体防御能力，在医药、食品领域中被广泛使用。

这些营养素是“抗炎一把手”

对抗慢性炎症的营养素有很多，但是哪些营养素对抗炎症的效果最显著呢？

（1）铬

可能大多数人是第一次听说“铬”这个营养素。事实上，铬对于身体抵抗炎症大有益处。铬能够稳定血糖，控制体内的血脂，并使“好”胆固醇的水平得到提升，从而呵护心血管健康。

营养学专家指出，我国居民的膳食中普遍缺乏铬，当体内的铬含量缺乏时，糖尿病和心血管疾病的患病风险会提高。再加上现在人们对糖的摄入量越来越大，我们体内的铬就被消耗得更严重了，如此继续下去，今后患上高血糖的人会越来越多。

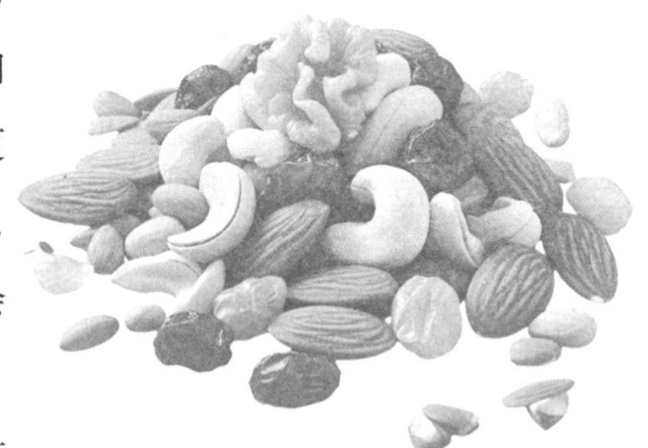

所以，建议大家在

日常饮食中，适当食用一些富含铬的食物，比如小麦麸皮（铬含量最高）、海鲜、山野菜、坚果、动物肝脏等。

（2）维生素 E

一项实验研究表明，维生素 E 可以抑制炎症细胞因子的释放，从而减轻炎症反应。在这项研究中，研究人员将小白鼠分为两组，一组给予维生素 E，另一组不给予维生素 E。然后，他们通过给小白鼠注射一种引发炎症的物质来诱导炎症反应，并观察维生素 E 对炎症反应的影响。结果显示，维生素 E 可以抑制炎症细胞因子的释放，降低炎症反应的强度和持续时间。

此外，巨噬细胞缺乏维生素 E 时会释放出更多的自由基，导致免疫系统缺陷，而补充维生素 E 可以帮助修复这一缺陷，协助消灭炎症细胞因子。

维生素 E 还可以增强白细胞（白细胞是一种免疫细胞，主要作用是识别和消灭体内的病原体）的氧化应激反应能力，提高其吞噬和杀伤病原体的能力。同时，维生素 E 还可以促进淋巴细胞的增殖和分化，从而增强人体的免疫力，预防感染和疾病。

富含维生素 E 的食物在前面章节中已经介绍过了，在此不再赘述。值得注意的一点是，如果选择服用维生素 E 补充剂，每天以 300 国际单位为宜，过量则可能会导致内分泌紊乱、肠胃不适等。

（3）锌

锌是人体免疫系统的重要成分之一，对于T淋巴细胞和巨噬细胞的活性和功能至关重要。缺锌会削弱免疫细胞的活性，使身体容易受到病毒和细菌的侵害。

锌对于皮肤和黏膜的完整性也是至关重要的。缺锌可能导致皮肤和黏膜的屏障功能受损，使身体容易受到外界病原体的侵害。此外，缺锌还可能导致口腔溃疡、腹泻等疾病，从而增加感染的风险。所以，在日常膳食中加入锌势在必行。

富含锌的食物有以下几种：

①肉类：瘦猪肉、羊肉、鸡肉、鸡蛋黄以及蟹黄、虾皮等动物性食品一般含锌量较高，每100克动物性食品含锌量约为3～5毫克。牛肾、猪肝等动物内脏也含有较多的锌。

②海产品：牡蛎、蛤、蚌等海鲜中含有丰富的锌。

植物性食物：花生、小米、卷心菜、生菜、葡萄干、芝麻、松子和核桃，含有一定量的锌。黄豆、胡萝卜、茄子、玉米、小麦、芹菜、土豆、大白菜、苹果、香蕉等也含有锌，但含量普遍偏少。

③锌补充剂：在无法从日常饮食中获得足够的锌，或者严重缺锌时，可以咨询医生并适当补充含有锌的药物，如葡萄糖酸锌或者葡萄糖锌钙口服液等。一般成年人每日需要摄入锌的含量为10毫克，怀孕期间每日需要摄入11毫克，而到了哺乳期，最好增加到12毫克。

食糖有方，拉回飙升的胰岛素

众所周知，西方人饮食单一，更偏爱甜食，这就导致胰岛素偏高，肥胖问题更为突出。这种饮食习惯使得人们更容易陷入慢性炎症的循环中。

下面我们就来学习简单易实现的方法，对炎症说“不”！

是什么原因导致我们越吃越饿?

现实中这样的例子很多，经常吃了很多食物但还是不觉得饱，而且此类人中偏胖情况居多。其实还真不是自己在喊饿，而是我们的大脑信号在喊饿。因为血糖值走势会影响我们的大脑：血糖高我们就会感觉愉悦，而一旦血糖偏低，我们就会“很不开心”，爱发脾气、工作不能专心、学习思考能力下降，以及出现饥饿、头昏眼花等身体不适感。

这些不适的信号一直向大脑传输，大脑就会输出让我们去找食物来填饱肚子的命令，而能够快速升糖的高糖食物，就成为首选。当大量的糖分被分解成葡萄糖，以百米冲刺的速度流入血液使血糖回归到正常值，我们也就能快速地摆脱饥饿，以及心理和生理上的不适感，从而感觉全身充满活力。这其实就是大脑得到了糖分后，所呈现出的一种满足的欢快感。当葡萄糖快速入脑，血糖被很快消耗掉后，人体又会陷入低血糖的恶性循环之中。

低血糖患者摄入大量糖分后，血糖水平会迅速升高，这会刺激胰岛素大量分泌，以帮助代谢摄入的糖分。不过餐后 1 ~ 2 小时，血糖值突然回归至 2.8mmol/L 以下，这就是低血糖症（血糖值在 1.12mmol/L ~ 2.8mmol/L）。另外，如果摄入过多的糖分，还可能会导致血糖波动幅度过大，出现由低血糖变成严重的高血糖的风险。

一般低血糖症患者会无缘无故地、频繁地出现强饥饿感、心慌出汗并且浑身没劲。这就会驱使他们以高糖食品果腹，从而控制血糖值再度回落。在这个恶性循环中，饥饿感会迫使他们不断地寻找食物……

这就是低血糖人群越吃越饿、越饿越吃，最后被肥胖困扰的原因。

摄入高 GI 值食品
血糖快速上升
分泌大量胰岛素
促进血糖分解转化
产生饥饿感

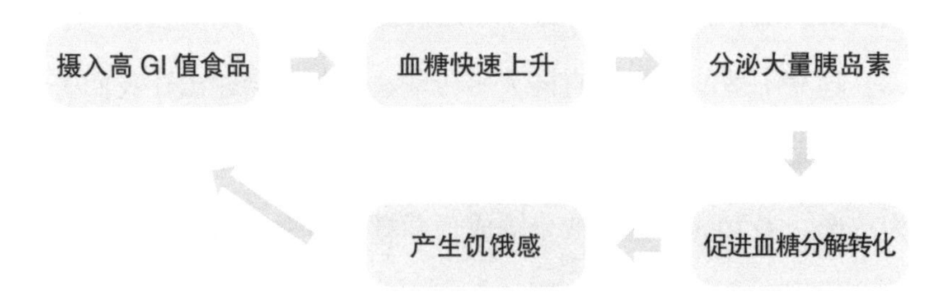

高 GI 值饮食会使身体进入一个无限循环

前面我们讲到胰岛素过剩可能会导致慢性炎症。那么，控制胰岛素也就等同于控制了慢性炎症的开关。

如何通过饮食来调节胰岛素分泌呢？很多“糖友”都轻车熟路：就是吃东西前先看“GI”。

什么是 GI（Glycemic Index）？ GI 是指血糖生成指数。GI 能够反映食物在体内使血糖水平升高的速度。GI 值高的食物如米饭、馒头、谷类食品等，会加快糖的消化和吸收，也会加快胰岛素分泌，而大量的胰岛素会促进脂肪合成。

与之相反，GI 值低的食物如全麦面包、苹果、蔬菜等，可降低胰岛素分泌，从而降低慢性炎症的产生。所以，我们可以选择 GI 值低的食物来替代 GI 值高的食物。

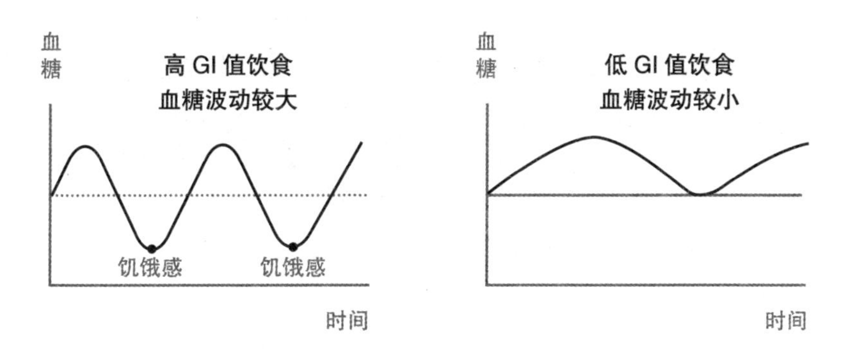

不同 GI 值饮食时的血糖波动值

那么，问题来了，什么食物属于“高、中、低”GI 值食品，以及它们对身体有什么影响。

以下是一些常见食物的 GI 值分类：

高 GI 值食品进入肠道后消化快、吸收好，葡萄糖能够迅速进入血液，使血糖水平迅速升高，可能会导致高血糖的出现。其代表食物有富含砂糖的糖果、罐装可乐、杯装奶茶等，用精面粉制成的面食等，用土豆加工而成的薯条、土豆泥等高糖分的“精制淀粉”。

反之，食用后血糖缓慢上升的食物，即为“低 GI 值食品”。低 GI 值食品在肠道内停留时间较长，释放缓慢，葡萄糖进入血液后的峰值较低，血糖升高速度较慢，避免了血糖的剧烈波动。所以，低 GI 值食品有稳定血糖值的功效。其代表有水果、蔬菜、蘑菇、豆类、鱼类、糙米饭等。此外，低 GI 值食品还包括油菜籽油、橄榄油、牛油果油、花生油、芝麻油、茶油等油类，以及牛肉、羊肉、鸡肉、鱼肉等富含蛋白质的食物等。

“中 GI 值食品”，其消化吸收速度和血糖升高速度适中，不会像高 GI 值食品那样导致血糖急剧升高，也不会像低 GI 值

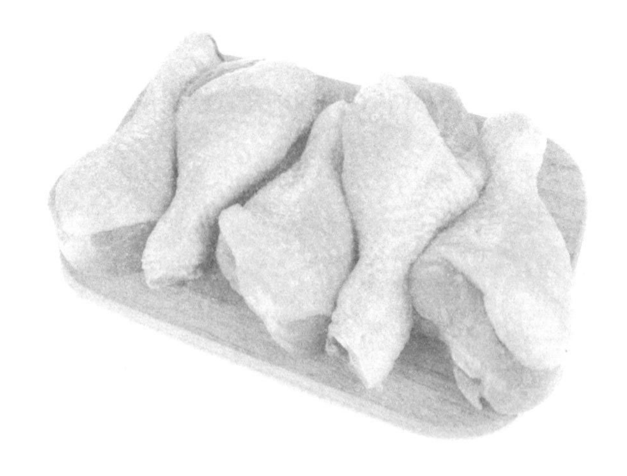

食品那样能使血糖上升缓慢。其代表有杧果、葡萄干、全麦面包、菠萝等。

常见食物 GI 值一览表（以葡萄糖基准为 100 计算）。

	食品名	GI 值	食品名	GI 值
高 GI 值食品（GI>70）	白米饭	88	西瓜	72
	白面包	77	胡萝卜	71
	小米（煮）	71	南瓜	75
	燕麦片（混合）	83	苏打饼干	72
	法棍白面包	78	麦芽糖	105 ± 2
	烤土豆	85	葡萄糖	100
	黑糯玉米	106		
中 GI 值食品（GI=56~70）	葡萄干	64	可口可乐	63
	板栗	60	熟香蕉	57 ± 8
	荞麦面条	59 ± 1	菠萝	66
	牛角包	67	木瓜	60
	沙河粉	66	山竹	67
	红米	59	玉米面（粗粉，煮）	68
	大米糯米粥	65		

续表

	食品名	GI	食品名	GI
低GI值食品（GI＜56）	蔬菜、菌、海藻	＜15	葡萄	46
	大豆	15	橘汁	46
	果糖	20~30	肉、鱼类	40~50
	酸奶	23	冰激凌	50
	牛奶	25	猕猴桃	52
	黄油	30	香蕉	53
	扁豆	30	红薯	54
	蛋黄	30	黍麦	54
	苹果	38	糙米饭	54
	粉丝	38~51	杧果	55
	乌冬面	42~52	车厘子	22~30
	番茄	15~25	蓝莓	40~49
	李子	24~39	番茄	15~25

为了稳定胰岛素水平、预防肥胖症、抑制慢性炎症，合理地控制糖的摄入对于保证身体健康至关重要。世界卫生组织建议人们应该将每日糖分摄入量控制在总摄入量的10% ~ 5%以下，成年人每天添加糖摄入量不超过50克，最好控制在25

克（6茶匙）以下。因此，日常生活中应多吃“有益糖分”，少吃“游离糖”，小心“隐形糖”，减掉“添加糖”，科学控制糖的摄入量，避免“高糖”危害。

含“有益糖分”的水果和蔬菜大多数是低GI值食品，含“有益糖分”的水果和蔬菜包括洋葱、大蒜、苦瓜、苹果、樱桃和猕猴桃等。这些食物除了含有“有益糖分”外，还具有降低血糖，血脂、保护心血管，控制炎症等其他益处。例如，洋葱和大蒜具有降低血糖的作用，苦瓜具有显著的降血脂作用，而苹果、樱桃和猕猴桃等水果则含有丰富的微量元素，能够改善高血糖患者体内的胰岛素分泌量，从而达到有效控糖的目的。而摄入这些“有益糖分”，建议以时令水果和蔬菜为宜。值得提醒的是，很多精制淀粉含有“游离糖”，不容小觑。

在摄入这些食物时，需要注意食物的烹饪方式和搭配，学会科学配比和定量饮食很重要。

举个例子来说明，你可以先将碗分成三等份，碗中的2/3放入“有益糖分”，剩下的1/3放入低脂蛋白质，如鱼、鸡肉、牛肉和羊肉。如果想摄入“有害糖分”，那它的摄入量不能超过碗的1/3，再添加1/3碗的低脂蛋白质，剩余的1/3什么都不加。只有保持适当的饮食比例，才能避免过量摄入糖分的问题。

按照这个配比方法，就可以有效地控制糖分摄入量。使用这个方法食用“有益糖分”会增加维生素、矿物质、食用纤维和抗氧化物质的摄入量。

想通过控制胰岛素分泌来预防及抑制慢性炎症，除了要合理地食用低 GI 值食品之外，还要适量补充一些低脂蛋白质。

以下是降 GI 值的饮食方法：

（1）先吃大量蔬菜

大部分蔬菜是低 GI 值食品，先吃蔬菜会增加饱腹感，也就不会吃进过多淀粉类食物。不过新鲜蔬菜最好生吃或凉拌，含有丰富纤维质的蔬菜只要经过烹调（即使只用水煮），GI 值也比生吃时高，所以，生吃会比煮熟好。

（2）“粗”粮不要细作

粮食碾磨的精细程度很重要。比如面包，白面包的 GI 值是 77，而掺入 75% ~ 80% 大麦粒的面包 GI 值为 34，所以最好食用粗制谷物，而非精制谷物。

（3）简单就好

在厨房要“懒”点，蔬菜能不切就不要切，豆类如果可以整粒吃，那就不要磨碎。像薯类等可以切成大块，多让牙齿发挥一下功能，再让肠道多活动活动，这样对血糖控制比较有帮助。

（4）多吃膳食纤维

富含可溶性膳食纤维的食物有许多种，日常可直接买到的

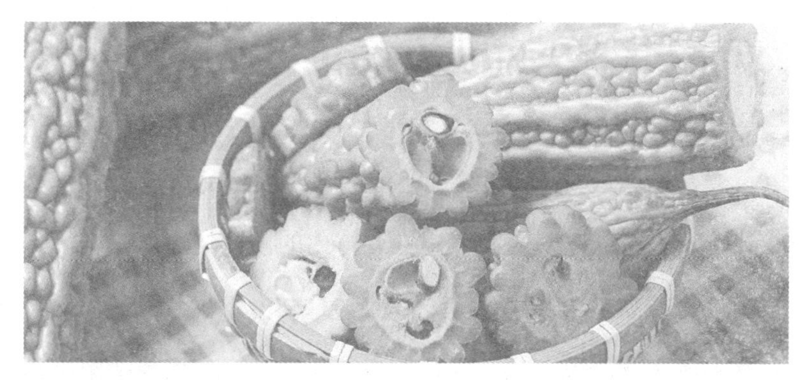

有魔芋、芹菜、竹笋、苦瓜等，木耳、菇类也是较好的膳食纤维来源。

（5）用水果代替甜食

大多数水果的 GI 值都很低，在乳制品中加入水果也会使其有独特风味，还能使营养更丰富。

（6）增加主食中的蛋白质

一般的小麦面条食物 GI 值为 81.6，加鸡蛋的小麦面条 GI 值为 55。饺子是北方常吃的食物，蛋白质、纤维含量都较高，也是低 GI 值食品。

（7）急火煮，少加水

食物的软硬、稀稠、颗粒大小等对食物 GI 都有影响。

（8）面包要选全麦的

越来越多的人知道面包要选择全麦的。但值得注意的是，市面上很多果酱含糖量很高，要注意控制用量。

抗氧化较强的蔬菜也能有效抗炎

食用蔬菜的重要性不言而喻。即便我们每天都吃蔬菜，很多人也不知道，吃对蔬菜可以控制体内的慢性炎症。

在用餐时，大家可以先吃蔬菜，这样做不仅可以避免摄入过多的碳水化合物，还可以控制血糖急速上升。因为蔬菜中富含膳食纤维，先吃蔬菜可以“被迫”摄入更多的膳食纤维，从而抑制血糖，还能改善肠内环境。还有一个重要的原因，就是蔬菜中富含抗氧化物质。

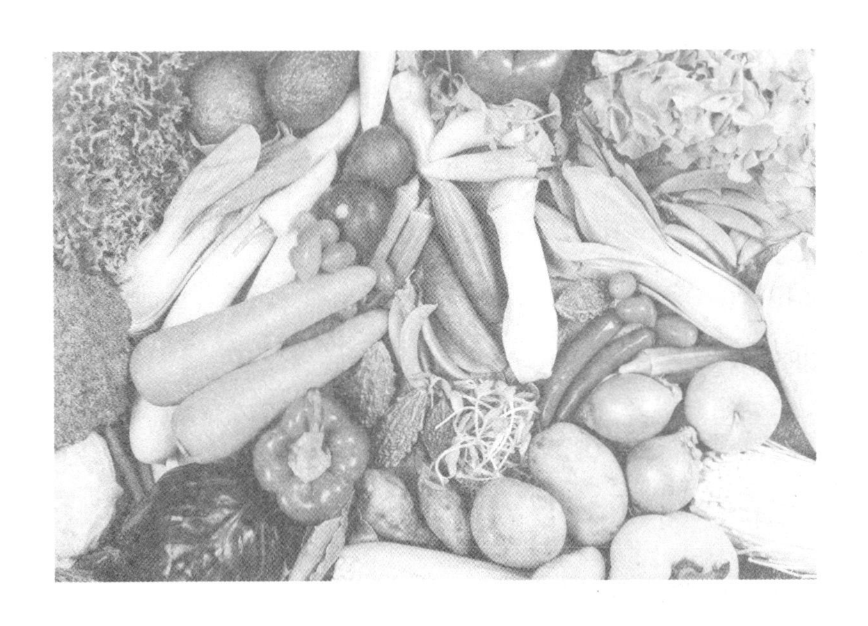

所谓氧化，就是物质与氧气化合的过程，如铁生锈。

当人在吸入空气时，会有 2% 的空气成为有害活性氧（具有很强的氧化能力），也就是说人体本身就可以抑制活性氧，能对抗氧化。所以没有特殊情况下，少量的活性氧不会伤害到身体。当体内活性氧过多，身体无法及时处理时，氧化压力就出现了。氧化压力是指体内存在过多的活性氧物质，而抗氧化系统无法有效对其进行清除，从而导致细胞和组织受到损害的状态。

一旦形成氧化压力，炎症就会开始显现。哪里有氧化压力，哪里就会发生炎症。所以，我们想要减少炎症的产生，就要增强抗氧化能力。

因此，建议大家每日都吃一些抗氧化能力较强的蔬菜。那究竟哪些蔬菜抗氧化能力较强呢？

比如青花菜的嫩芽，也叫青花椰苗，青花椰苗中的萝卜硫素含量比成熟青花菜含量要高。这种物质具有非常强大的抗氧化能力，但并不意味着仅通过摄入一些青花椰苗就能解决所有问题。

建议大家每天多吃几种蔬菜，最好是不同种类的蔬菜。像维生素 E、维生素 C、植化素这些抗氧化能力比较强的物质，需要我们通过食用多种蔬菜摄入。

值得一提的是，如果能连皮带籽吃，那就最好全部吃掉。因为植物的外皮和里面的种子同样含有植化素，把食物整个吃掉，能将食物最大化利用，而且果皮和籽中还含有多种有益的营养素和化合物，如膳食纤维、维生素、矿物质。这些营养素和化合物有助于减轻炎症，降低慢性疾病的风险，维持身体健康。

例如，苹果皮富含抗氧化剂，可以减轻人体内的炎症。苹果籽中的多酚化合物有抗炎的作用，少量食用可以增强免疫力并促进炎症的消除。

因此，在食用果蔬时，可以尝试皮和籽一起食用，以获得更多的抗炎营养素。当然，有些果蔬的皮是不可以食用的，如土豆皮。在食用果蔬时，最好先了解清楚其皮是否可以食用。

大家知道哪些食物中富含植化素吗？哪些食物中富含维生素 C 和维生素 E 吗？

（1）富含植化素的食物

①类胡萝卜素

β－胡萝卜素：胡萝卜、韭菜、南瓜、菠菜、紫苏等。

辣椒红素：红辣椒、红菜椒。

番茄红素：番茄、西瓜。

②多酚

花青素：茄子、蓝莓、葡萄、紫洋葱、茄子。

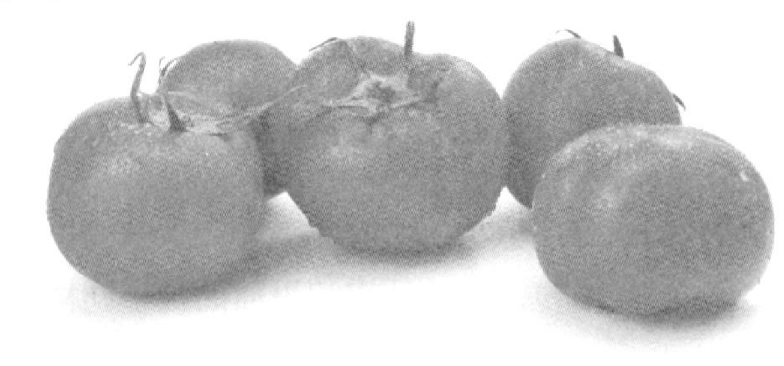

大豆异黄酮：黄豆。

槲皮素：苹果、葱头。

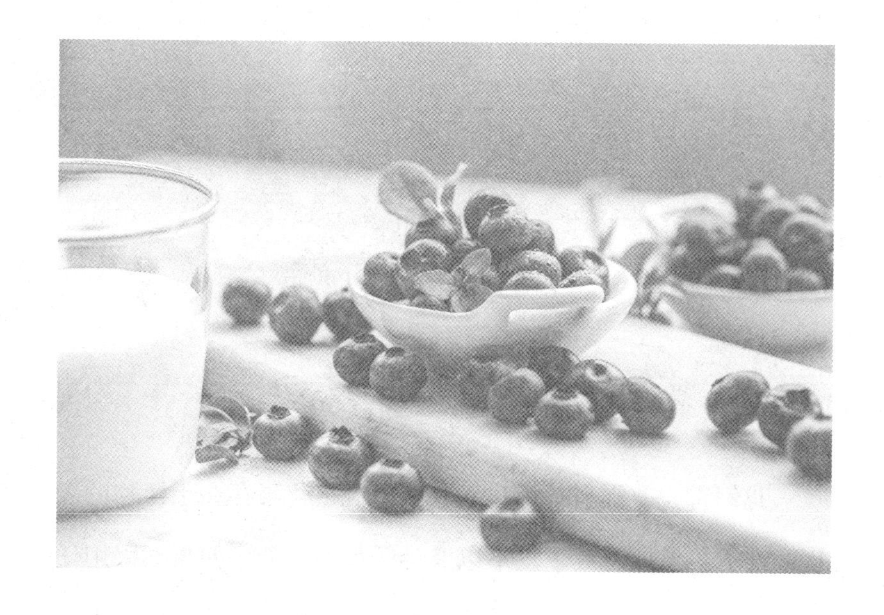

③硫化合物

萝卜硫素：花菜、甘蓝、西蓝花、卷心菜、番茄、辣椒。

醛赖氨酸：洋葱、大蒜。

硫化丙烯：韭菜、大葱、大蒜、洋葱。

（2）富含维生素C的食物

小白菜、油菜、芹菜、苦瓜、花菜、辣椒、芽甘蓝等。

（3）富含维生素E的食物

南瓜、菜椒、杏仁、芝麻、花生、核桃、芹菜、菠菜、白菜、生菜等。

那蔬菜应该怎么食用，才能减少植化素的流失呢？

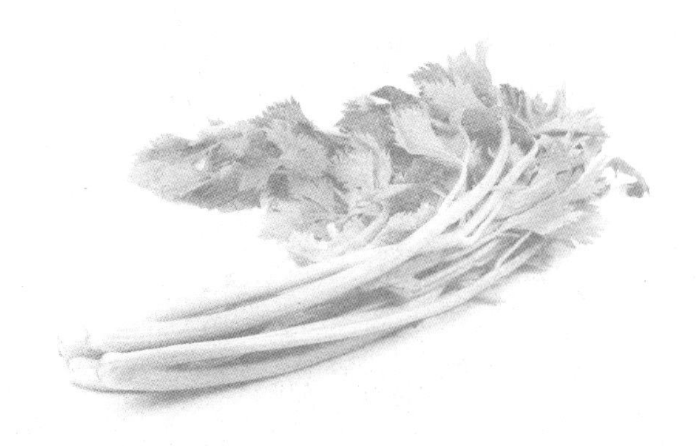

我们首先要弄清楚植化素在哪里。植化素存在于植物的表皮纤维下、果核、菜茎皮下以及种子里面等处。如果不采用任何烹调方式，直接生吃，植化素就会一直处于细胞里面，很难被分解、消化、吸收，最后就会被排出体外。所以，建议把蔬菜加热一下再食用。植化素比较耐高温，在食用前进行加热，破坏细胞壁再食用，才能更好地吸收植化素，从而起到抗氧化的作用。像辣椒、花菜、高丽菜、芽甘蓝等这些含维生素 C 比较丰富的食物，不耐高温，而且易溶于水，所以要尽量缩短烹调的时间。

第六章

告别慢性炎症计划 3

——不同疾病的抗炎方针

哮喘：从根源上调养肺部

随着工业的发展，哮喘的患病率逐年升高。根据相关数据估算，全球大约有3亿人患有哮喘，不同国家的哮喘患病率在1%～30%之间。而在中国，哮喘的患病率约为0.5%～5%，并且呈逐年上升的趋势。

引发哮喘的原因有很多，比如过敏原、空气污染、压力大、体质弱等。哮喘是一种呼吸道慢性炎症性疾病，当哮喘发作时，会引发支气管炎症，导致呼吸道狭窄，从而造成呼吸困难。

由于哮喘是一种慢性炎症性疾病，因此在短期内很难治愈，甚至有些人会终身携带，它会引起频繁咳嗽、喘息，甚至呼吸困难。严重的患者还可能会导致心肺功能衰竭，进而危及生命。

哮喘是一种慢性疾病，尽管患者可能会突然发作并迅速缓解，但呼吸道里的炎症却是长期存在的。治疗哮喘需要长期服用药物。哮喘的另一个诱因是肥胖，因为肥胖会导致慢性炎症。还有研究表明，体重超标会增加哮喘的患病概率。

此外，高脂肪和油炸食物也是导致哮喘的重要因素。体重超标并患有哮喘的人，一旦体重减轻，其整体的健康状况就能得到改善，包括肺功能。

这些都能说明一个问题，就是体重超标所导致的慢性炎症，会增加患上哮喘的概率。

那该如何预防哮喘呢?

建议从胎儿期就开始预防，千万不要觉得哮喘距离自己很遥远，家族有遗传史、反复感冒或者有过敏性鼻炎的人，可能出生没多久就会患上哮喘，也有可能到80多岁才会患上哮喘。

①在胎儿期，父母应该停止吸烟，孕妇吸烟会增加后代患上哮喘或其他呼吸道疾病的风险。

②婴儿期间尽量母乳喂养，推迟奶粉喂养，可以降低过敏性疾病发生的概率。

③保持室内环境清洁。保持室内空气清新，定期开窗通风，室内不要放置毛绒玩具、地毯或厚窗帘等可能积聚灰尘和螨虫的物品。床单、被套等床品要经常清洗，尽量远离油烟较多的厨房，有条件可以安装空气净化机。

④避免接触过敏原。避免去花粉浓度高的场所，或者外出时戴上口罩等。

⑤预防呼吸道感染。呼吸道感染与哮喘发作密切相关，所以要多留意天气预报，根据气温变化及时增减衣物，避免受凉感冒。

⑥适当运动对增强人体心肺功和控制病情都有一定的帮

助。但哮喘患者是否能运动要先咨询医生，有些患者运动起来病情会加重。

⑦中医认为，春夏养阳，特别是暑天（一年中气温最高、阳气最充足的时候）进行治疗，可以提升阳气，增加身体抵抗力。

⑧保持心情愉悦。多项研究表明，精神因素是诱发哮喘的一个重要原因。所以在平时生活中要注意给自己减压，做一些让自己高兴的事情，保持心情舒畅。

⑨合理饮食，重视营养补充。哮喘患者应该吃清淡、富有营养的食物，特别是胡萝卜、白萝卜等，避免进食辛辣、过甜、过咸、刺激性的食物。禁食会诱发哮喘发作或者加重病情的食物，同时还要戒烟戒酒。

⑩避免过度劳累。从中医的角度来看，过度劳累会损伤正气，导致抵抗力减弱，从而诱发哮喘。

另外，哮喘患者还应该定期进行肺功能检查，以便及时发现并控制病情。

以上方法能够有效预防哮喘的发生和发作。

除了预防哮喘的发生，我们在生活中还应该进行调理，因为哮喘是一种非常复杂的慢性疾病，仅仅依靠药物治疗远远不够。给大家推荐几个简单易行的疗养方案：

（1）调节呼吸：通过调节呼吸，可以缓解哮喘

①用力深呼吸，使肺部充满空气，然后放松身心，把焦虑、恐慌和压力一扫而光，这样可以有效缓解哮喘。

②当哮喘发作时，坐下来，一只手的手掌打开，贴在自己的胃部。另一只手的拇指和食指放在腕部摸脉，让自己逐渐放松平静下来。

③调整呼吸和心率，让两者保持一定的比例，比如心脏跳动 7 次后，吸入空气，再跳动 9 次后，把体内的气体呼出。

经研究发现，采用这种呼吸方法持续 10 ~ 15 分钟，就可以让身心平静，从而缓解哮喘。

（2）抗哮喘饮食：资深医生推荐

①鱼类：如果对鱼类不过敏，那么，食用鱼类，可以缓解哮喘，因为鱼肉中含有 ω-3 脂肪酸，可以减轻肺部感染。

②海产品：海产品中含有丰富的蛋白质、矿物质等，对调养哮喘很有帮助，比如海带、紫菜等。

③富含镁的食物：镁具有松弛支气管的作用，富含镁的食物有很多，比如深绿色蔬菜（菠菜、芹菜等）、粗粮（黑米、小米、高粱米等）、豆类（豆腐、豆干等）、菌菇类（金针菇、香菇等）、坚果（黑芝麻、葵花子等）。

④大蒜、洋葱、生姜：因为洋葱、大蒜和生姜都含有丰富的营养物质，具有增强呼吸系统免疫功能的作用。

洋葱含有丰富的维生素C、硫化物、大蒜素等成分，这些物质有抗氧化、抗炎症作用，可以促进呼吸系统健康。

大蒜含有丰富的硫化物、多糖类等成分，这些成分具有抗菌、抗病毒、抗炎等作用，具有增强呼吸道免疫系统功能的作用。

生姜中的有效成分如姜辣素和姜黄素等可以抑制炎症反应，增强抗氧化应激能力，从而调节免疫系统功能。

（3）运动健身：适当进行，放松身心

哮喘患者可以通过适当运动来锻炼身体，但需要注意以下几点：

①选择适合自己的运动项目。可以选择多种运动项目，例如游泳、划船、打太极拳、练功十八法、体操、羽毛球、散步、

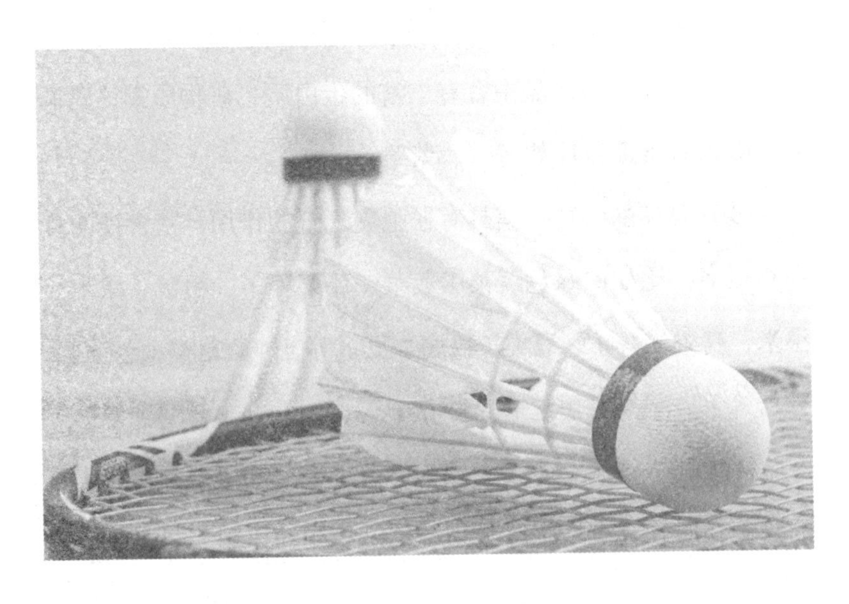

骑自行车和慢跑等。但是，对于哮喘患者来说，最适合的运动是游泳，因为游泳时身体不会受到地面摩擦和空气污染的影响，能够有效减少哮喘发作。

②避免在寒冷干燥的地方锻炼。在寒冷干燥的环境中锻炼，容易导致呼吸道黏膜受损，从而导致哮喘发作。因此，在选择运动场所时，应该选择温暖湿润的环境，例如室内游泳池、健身房等。

③做好充分的准备活动。在进行运动锻炼前，应该做好充分的准备活动，以适应即将开始的锻炼，避免由于突然的运动导致哮喘发作。

④切忌活动量过大。哮喘患者在进行运动锻炼时，应该根据自己身体条件的特点，选择适当的运动强度和时间，避免活动量过大导致心肺负荷过大，从而诱发哮喘或加重缺氧。

⑤急性发作期不宜运动。在哮喘急性发作期，患者应该立即停止运动并采取相应的治疗措施，例如使用吸入性糖皮质激素、支气管扩张剂等。此时，积极治疗并充分休息是缓解症状最好的办法。

需要注意的是，在运动过程中，如果感到不适，应该立即停止运动并采取相应的治疗措施。最好在医生的指导下制订和调整锻炼计划。

皮炎：综合养护，和瘙痒说拜拜

皮炎的种类多种多样，不同皮炎的治疗方法也不一样。下面我们就来谈谈比较常见的皮炎问题以及防治方法。

（1）神经性皮炎

神经性皮炎，又称慢性单纯性苔藓，是一种慢性皮肤病，多见于成年人，男性占比较大，以阵发性皮肤瘙痒和皮肤苔藓化为特征。

神经性皮炎的病因较复杂，目前精神因素、生活作息不规律、胃肠道功能障碍、内分泌系统功能异常、体内慢性病灶感染、局部刺激等均可能成为致病因素。这些因素作用于机体，使机体的生理功能发生紊乱，导致皮肤出现过度角化、色素沉着、苔藓样变等症状。工作压力大，或者睡眠出现问题时，病情就会恶化；吃得好，睡得好，心情放松，病情就会好转。所以神经性皮炎时好时坏，不太稳定，且病程长。

难道神经性皮炎无法解决吗？当然不是，在用药方面，医生会建议使用类固醇皮质激素的霜剂，皮肤较厚处可以涂抹软膏。

神经性皮炎特别“调皮”，只要遇到诱发因素，就会反复发作，所以在神经性皮炎治疗的过程中，预防是重中之重。

预防神经性皮炎复发需要从以下几个方面去做：

①保持身心放松：如果在生活或工作上压力过大，那就要学会放松身心，比如安静地看看书、跑跑步，或者和亲友谈谈心。保持一个良好的心态，避免过度劳累和情绪波动，有助于预防神经性皮炎的复发。

②避免食用刺激性食物和饮品：神经性皮炎患者在饮食上应该特别注意，避免食用辛辣、刺激、肥厚、甜食、生冷、不易消化的食物，以及含有酒精的饮品，减少对皮肤的刺激，从而降低复发风险。

③皮肤保养：首先，要保持皮肤清洁，经常洗澡，勤洗头和换衣物。其次，要给皮肤补充适当的水分，保持皮肤湿润，避免干燥。最后，选择适当的护肤产品，如含有维生素 E、水杨酸、尿素、透明质酸生物膜等成分的护肤霜，有助于保护皮肤，预防神经性皮炎的复发。

④避免搔抓皮肤：神经性皮炎会让人奇痒难忍，但最好不要搔抓皮肤，这样容易导致皮肤炎症物质渗出、血管水肿和炎症加重。所以，要尽量避免搔抓皮肤，以免神经性皮炎症状加重。

⑤调整生活作息：保持良好的作息时间、充足的睡眠和适当的运动，这些都有助于调整身体状态，增强免疫力，从而预防神经性皮炎的复发。

⑥及时就医：如果皮肤出现异常症状，如苔藓样变、瘙痒

等，应及时就医，接受专业的治疗和诊断，避免病情恶化。

（2）湿疹

在所有的皮炎中，患有湿疹的群体非常庞大，而且越抓越痒，还容易反复发作。如果急性湿疹频繁发作，或者没有处理妥当，就会变成慢性湿疹。湿疹呈暗红色或无色，通常出现在小腿、肛门周围、手足等部位，婴儿湿疹更常见，多发于头脸、四肢，严重者全身都有。和神经性皮炎一样，病程比较长，有的要经历几个月，有的则要经历几年。湿疹的发病原因和多种因素有关，比如遗传、环境、感染、饮食等。

针对湿疹，国际过敏研究权威组织提出了如下建议：

（1）找到过敏原

通常来说，不做过敏原检测，很难准确找到过敏原，因为我们在日常生活中接触到的东西太多了。如果湿疹反复发作，最好去医院做过敏原检测。

（2）饮食要格外注意

①营养均衡：湿疹患者要合理搭配饮食，多吃富含维生素和纤维素的蔬菜水果，适当地吃杂粮和富含蛋白质的食物，保证营养均衡。

②饮食清淡：湿疹患者在饮食上要以清淡的食物为主，避免吃高盐、高油、高脂食物和不易消化的食物，忌食辛辣刺激

性食物。忌饮咖啡、浓茶，戒烟戒酒。

③避免吃容易导致过敏的食物：湿疹患者在饮食上要注意，尽量避免吃羊肉、海鲜、鸡蛋、香菜等容易导致过敏的食物。如果是婴儿湿疹应该保证纯母乳喂养。如果有明确的过敏原，要尽量避免接触过敏原。

④注意摄入氨基酸：特别是含有丝氨酸、组氨酸、精氨酸等的食物，如乳制品、坚果、豆制品等。

⑤适当摄入维生素和矿物质：尤其是维生素A、维生素C、维生素E，比如番茄、白菜、西兰花、胡萝卜等，还要摄入一些富含锌、铜、硒等元素的食物。

⑥呵护肠道健康：每天都要摄入一定的膳食纤维，比如各种粗粮等，还可以通过补充益生菌的方式维持肠道健康，比如酸奶等。

（3）环境方面更要多注意

①控制室内的温度和湿度：湿疹患者在生活环境中要注意保持适宜的温度和湿度，温度和湿度过高或过低都可能会加重湿疹的症状。建议室内的温度维持在20℃左右，湿度控制在50%左右。

②保持室内通风：在日常生活中要经常开窗通风，使室内空气保持流通，避免因室内潮湿或不通风导致湿疹病情加重。

③避免接触过敏原：如花粉、尘螨、动物皮毛等。如果对某些物质过敏，应尽量避免接触。

④减少与化学物质的接触：如洗涤剂、化妆品等。洗澡时要使用温和的沐浴露。

⑤保持床铺的清洁和干燥：避免床铺上的尘螨、细菌等加重湿疹症状。

⑥注意家中的宠物和植物：对宠物毛发或者植物花粉过敏的患者，不要在家里养宠物和植物，从根源上避免接触过敏原。

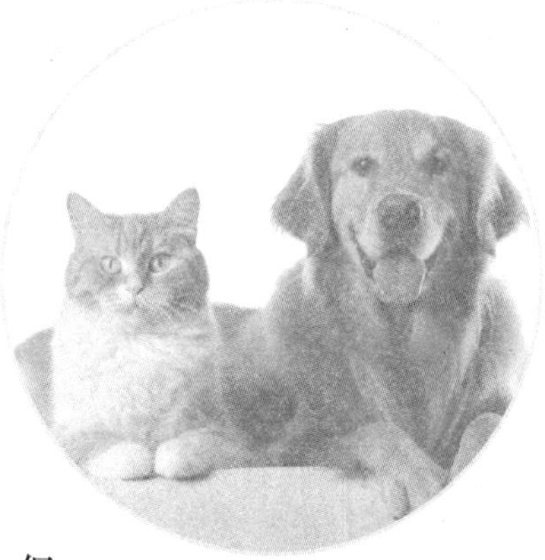

（4）避免抓挠湿疹

湿疹发作时，会奇痒无比，但是一定要忍住，或者涂抹点止痒膏，因为越抓挠，就越痒，而且还会使皮肤病越来越严重。

以上就是湿疹预防和护理的方法，如果病情反复且持续恶化，建议及时就医。

心脏病：营养保健是关键

有些人认为如果血液中的胆固醇越来越多，就会增加患上心脏病的风险。但是临床医学指出：大约有一半的心脏病患者，其血液中的胆固醇水平并不高；有1/4的心肌梗死患者，没出现过高血压的症状。当科学家们进一步探究到底是什么引发心血管疾病时，发现是慢性炎症。

美国学者孟德尔博士的研究报告指出，在心脏病患者中，很大一部分患者表示在发病前几天甚至几周前，身体就隐隐约约有不适感，然而很多人并没有引起重视。他发现，某些心脏病发作的前兆，居然是上呼吸道感染。

此外，有研究表明，如果血液中慢性炎症指标特别高，心脏病发作的概率就会更高，甚至能达到4 ~ 5倍。由此可见，引发心脏病的不是胆固醇，而是慢性炎症。

研究人员表明，人体内C反应蛋白（肝脏在机体受到感染或组织损伤时合成的蛋白质）的含量越高，出现动脉硬化的时间就会越早。所以，防治心脏病，不能只盯着胆固醇，血管壁的炎症也需要重点关注。

血管发炎的原因有很多，比如以下几点：

（1）感染

当患有牙周病的患者去看牙医的时候，医生一般会建议做个全身检查，也许你会认为医生只是想多赚钱，其实不然。因为导致牙周病的细菌，很可能会下行发展引发心脏病。

（2）吸烟

我们知道吸烟会对肺部造成损伤，殊不知，烟雾中的刺激物也会引发炎症。研究表明，吸烟会提高冠状动脉疾病、心脏病和中风的患病概率。长期被动吸“二手烟”的人也是如此。

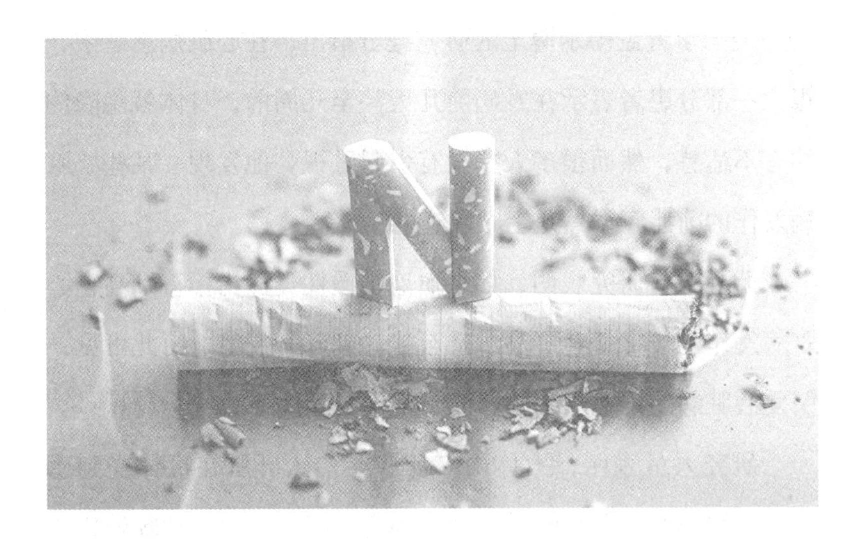

（3）胆固醇

低密度脂蛋白结合的胆固醇可能会引发炎症。

（4）空气污染

空气污染中的颗粒物和有害物质会激发全身性炎症反应，增加动脉粥样硬化斑块的易损性和血液的促凝性，从而增加心脏病的风险。

如果空气中二氧化硫、一氧化碳或黑烟等物质含量较高，心脏病发作的概率就会变高。据统计，因空气污染而引发心脏病发作的人数占总人数的 1/50。

现在我们已经找到了血管发炎的原因，那该怎样防治呢？

（1）阻断外界干扰因素

首先在空气质量不好的时候，尽量不外出，如需外出，要戴好口罩。其次，不要吸烟。最后，主动远离吸烟人群。

（2）检查身体，治疗体内其他炎症

身体内的某个部位出现了炎症，会引发一系列的反应，比如长期患有阴道炎可能会引发宫颈炎，宫颈炎也没有及时治愈，有可能会导致更严重的疾病，这就是一个恶性循环。所以当患有牙周炎、妇科炎症或者关节炎等的患者，要尽快治疗，防止引发更严重的炎症。

（3）尝试摄入能够防治心脏“发炎”的营养素

① ω-3 脂肪酸：可以给心脏提供强有力的保护。能够降低血液中的甘油三酯和低密度脂蛋白胆固醇水平，同时提高高密度脂蛋白胆固醇水平，这有助于维持正常的血脂水平，减少心血管疾病的发生。ω-3 脂肪酸可以扩张血管、降低血压、降低血液的黏稠度，从而改善心脏的血液循环，缓解心绞痛的症状。还可以调节心率，降低心律失常发生的概率。

需要注意,患有严重出血性疾病或正在服用某些药物的人,可能不适宜摄取富含 ω–3 脂肪酸的食物或补充剂，具体请咨询医生。

②维生素 C：对于血液而言，维生素 C 是最好的天然抗氧化剂之一。它可以减少自由基对血管内皮细胞的氧化损伤，同时促进胶原蛋白的生成，有助于保持血管内皮细胞的完整性。并且会促进肝脏胆固醇代谢成胆酸的羟化反应，进一步促进胆固醇转变成胆汁酸，降低血中胆固醇的含量。

另外，维生素 C 可以抑制炎症反应，使血管内皮细胞的炎症反应降低，从而降低患动脉硬化和心血管疾病的风险。

③维生素 E：对于血管壁而言，维生素 E 是最好的抗氧化剂之一，可以追踪和清除体内的有害胆固醇。维生素 E 还能抑制炎症反应，从而减少血管内皮细胞的炎症反应，降低动脉硬化和心血管疾病的风险。

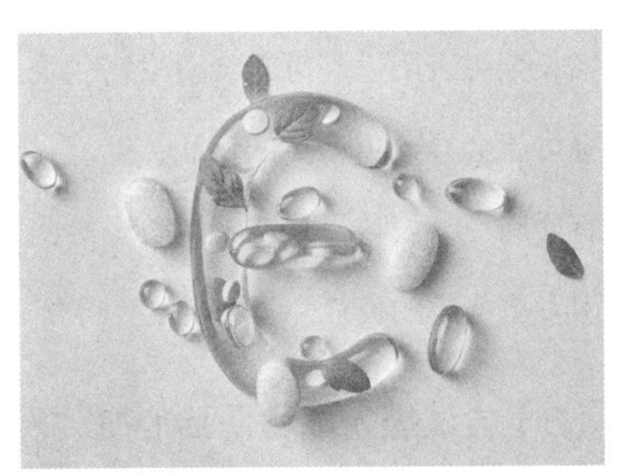

维生素 E 还可以促进血管内皮细胞的增殖和分化，有利于维护血管内皮细胞的正常功能，维持血管的弹性和稳定性。但是，过量摄入维生素 E 可能会使血液的凝固功能出现问题。如果必须服用维生素 E 补充剂，建议在医生的指导下进行。

④生物类黄酮（又称维生素P）：可以增强血管内皮细胞的抗氧化能力，抑制炎症反应，从而保护血管内皮细胞的结构和功能。富含生物类黄酮的食物有豆类、茶叶、黑巧克力、可可粉等。

癌症：利用营养素抗炎防癌

癌症的发展和慢性炎症密切相关。癌症的发展可能需要几年甚至十几年的时间，在这期间，炎症会加重癌症，形成一个恶性循环。

在致癌因素实验中发现，在兔子耳朵的皮肤表面反复涂抹焦油，兔子会因为慢性刺激而患上癌症。虽然不是所有的慢性炎症都会导致癌症，但是最常见的癌症，比如胃癌、卵巢癌、子宫癌等都和慢性炎症密切相关。

像肝癌，很多是从肝炎开始的，逐渐发展为肝硬化，最后演变成肝癌。胃癌很多是从胃炎开始，逐渐发展成慢性胃炎，最后成了胃癌。妇科癌症最初是从妇科反复感染的炎症开始的，最后变成恶性肿瘤。

所以，不管是急性炎症，还是慢性炎症，都有可能会导致组织细胞发生癌变。香烟、烈酒、烫茶水等可能会导致食管黏膜出现慢性炎症，从而引发食管癌。而长期用肾上腺皮质激素治疗炎症性胃肠疾病则可能会导致人体抵抗力下降。

由此可见，癌症的发生和慢性炎症其实有很强的关联性，想要预防癌症，首先要控制慢性炎症。

《实验医学杂志》中的一篇报告，指出在慢性炎症的作用下，人体的多个部位可能会发生癌变，比如肺部、肝脏、肠胃、膀胱、卵巢等。还指出如果使用阿司匹林等抗炎药，可以降低大肠的癌变概率。但是这个药一定要在医生的指导下服用，因为它容易导致胃黏膜出血。

那在生活中如何利用营养素来抗炎防癌呢？可以参考以下几个方面：

（1）维生素 A 和 β－胡萝卜素

肺癌患者的血液中一般都缺少维生素 A，有研究表明，摄取维生素 A 少的人与摄取维生素 A 多的人相比，患肺癌的概率高出 2 倍。每天摄入 30 毫克 β－胡萝卜素可以让 71% 患口腔癌前病变的患者情况好转，而每周摄入 20 万国际单位维生素 A 的患者，近一半完全康复了。

维生素 A 每日最佳摄入剂量是 5000 ~ 10000 国际单位，β－胡萝卜素每日最佳摄入剂量是 15 ~ 25 毫克。

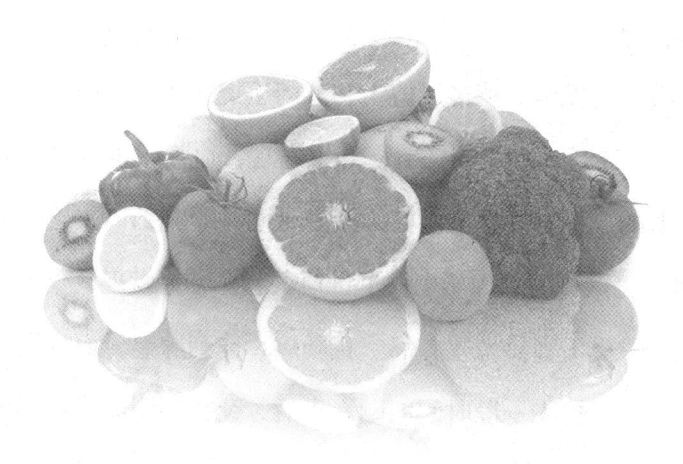

（2）维生素 C

莱纳斯·鲍林博主和伊旺·喀麦隆博士做过一项研究，他们让 100 名癌症晚期患者每天摄入 10 克维生素 C，得到检测报告后与 1000 名常规治疗癌症患者的检测报告进行比对。结果表明，每天摄入维生素 C 的患者生存率要远远高于常规治疗的患者，而且截至 1978 年，当采用常规治疗方法的患者都已经离开人世时，摄入维生素 C 的患者中还有 13 名健在，甚至其中的 12 名已经摆脱了癌症的困扰。

随后日本佐贺大学的村田博主和森重博士表示，每天摄入 5 ~ 30 克维生素 C 的癌症患者，寿命要比每天摄入量不足 5 克的患者要长 6 倍，子宫癌患者每天服用维生素 C 可以将寿命延长 15 倍。以上研究结果表明，每天摄入 1 ~ 5 克维生素 C 可以预防癌症；而癌症病人每天需要摄入 10 克维生素 C 甚至更多。

（3）硒

芬兰的尤卡·萨洛恩博士和其同事进行了一项研究，他们采集了12155人的血液样本，结果发现，血液中维生素E和硒含量低的人更容易患上癌症，概率是两种元素都不缺乏的人的11倍。美国科内尔大学也做了一项试验，结果发现，摄入硒的实验对象更不容易患上肺癌、直肠癌、前列腺癌，而且发现是肺癌患者在摄入一段时间的硒元素后，死亡率明显降低。由此可见，硒元素的摄入直接影响防癌抗癌的结果。

硒元素每日的最佳摄取量为100～200微克，但我们的日常饮食中硒元素普遍不足，一般不超过50微克，所以我们可以适量补充一些硒元素。富含硒元素的食物有蛋类、海鲜、紫薯、大蒜、猪肉、蘑菇等。

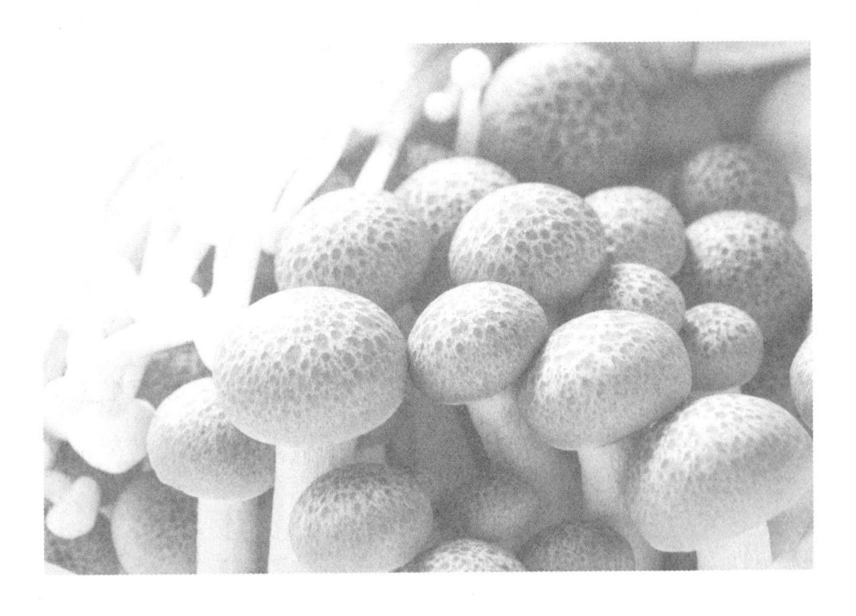

《膳食、营养与癌症的预防》一书中提出了“防癌餐饮建议”，提醒人们在补充营养素的时候，不要忘记营养素之间的组合。饮食不当是诱发癌症的一个重要原因，而调整膳食结构，是预防多种癌症的重要举措之一。

以下是一些关于如何调整膳食结构预防癌症的建议：

①增加蔬菜和水果的摄入量：蔬菜和水果含有丰富的维生素、矿物质和膳食纤维等，这些物质有助于预防癌症。建议每天都食用一些蔬菜和水果。

②减少高加工食品的摄入量：高加工食品往往含有高糖、高盐、高脂肪等成分，这些物质可能会增加患癌症的风险。建议减少加工肉类、饮料、腌制食物等的摄入量。

③增加全谷物和豆类的摄入量：全谷物和豆类含有丰富的膳食纤维和其他营养物质，有助于预防肠道癌症和心血管疾病，建议每天食用适量的全谷物和豆类。

④减少红肉摄入，增加白肉和豆类摄入：某些癌症可能与过量摄入红肉有关，而白肉和豆类富含蛋白质和膳食纤维，对预防癌症很有帮助。

⑤控制糖分和高盐食品的摄入量：高糖和高盐的饮食可能会增加患癌症的风险。建议控制糖分和高盐食品的摄入量，尽可能少喝含糖饮料。

⑥增加膳食纤维的摄入量：膳食纤维有利于预防肠道癌症和心血管疾病。建议每天食用适量的膳食纤维，如全谷物、豆

类、蔬菜和水果等。

总之，要预防癌症，应该保持膳食结构的多样化，增加蔬菜、水果、全谷物、豆类的摄入量，同时减少高加工食品、红肉、糖分和高盐食品的摄入量。此外，也要坚持适量运动、保持正常体重、戒烟限酒等健康的生活方式。

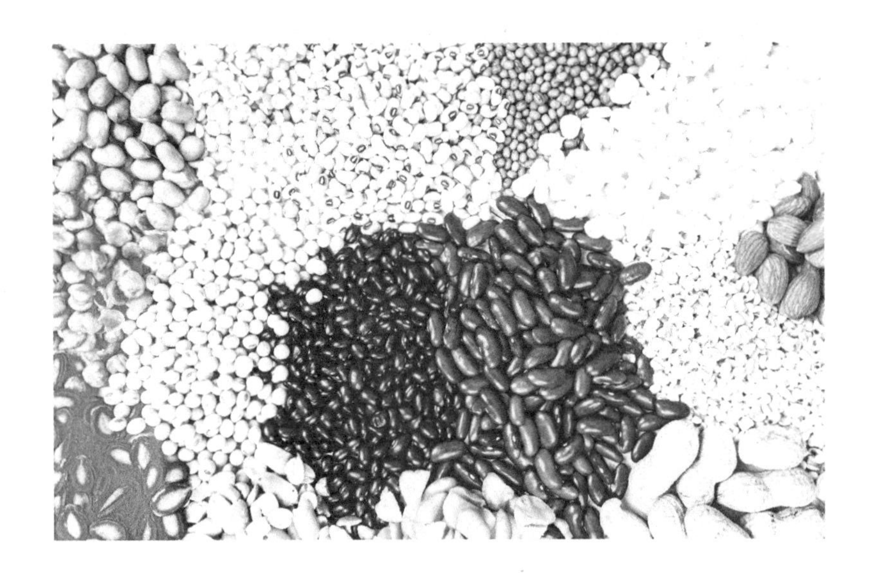

需要提醒大家的是，食物的保存方法也很重要。很多人为了延长食物的保质期，使用冰箱来保鲜。其实，冰箱并不是完全可靠的保鲜方法。冷藏食物的可保存时间并不是固定的，而且人们往往会忘记将食物取出，导致其变质并产生黄曲霉毒素等致癌物质。有些食物发霉时肉眼是看不到的，吃进肚子里后，逐渐积累就会成为诱发癌症的因素。

最后推荐几种癌症的食疗方案，对身体的恢复和抗癌很有帮助：

①五谷饭：五谷饭营养全面，有助于补充热量、蛋白质和维生素。适合各类癌症患者，特别是胃肠道癌症患者。

②黑木耳炖猪肉汤：黑木耳具有清除自由基、抗肿瘤的作用，猪肉则可以补充热量。此汤对各类癌症患者均适宜。

③蜂蜜柠檬水：柠檬洗净后榨汁，加入蜂蜜饮用。可改善食欲不振的情况，同时也有助于补充维生素 C，对各类癌症患者均适宜。

④燕窝：富含多种营养物质，如燕窝酸、胶原蛋白等，可增强免疫力、缓解疲劳。适合各类癌症患者食用。

⑤泥鳅豆腐汤：泥鳅和豆腐同煮，有助于补充优质蛋白、钙和磷等营养物质，对各类癌症患者均适宜。

⑥鸭肉汤：鸭肉具有清肺、降火、滋阴等作用，鸭汤可用于辅助治疗肺癌等呼吸系统癌症。

总之，癌症患者的饮食应根据自身病情和身体状况进行调整，选择适合自己的食疗方案。同时，也需要在医生的指导下进行合理饮食搭配，以促进身体的恢复和抗癌。

妇科炎症：注意生活小习惯

当今社会，受各方面因素的影响，女性患上妇科疾病的概率越来越高，比如阴道炎、慢性盆腔炎、慢性宫颈炎等。

女性的生殖系统包括内、外生殖器及其相关组织。女性内生殖器能够生产卵子、分泌雌激素、繁殖。那该怎么保护女性生殖系统呢？可以从以下四方面入手：

（1）确保私处干爽舒适

由于生理构造的原因，女性的阴部几乎每天都是湿润的状态，所以必须确保私处通风透气，才能避免患上妇科疾病。私处过湿，容易出现真菌性阴道炎，所以非生理期建议不要使用卫生护垫，内裤选择纯棉透气的，夜晚睡觉也可以选择裸睡。

（2）不能久坐

久坐会导致下半身缺少运动，造成盆腔瘀血，还会影响心血管健康。每周定期坚持运动，尤其要加强腰腹部肌肉的力量，不仅可以维持体形，而且对预防盆腔炎等多种妇科疾病大有益处。

（3）腹部不要受凉

女性的生殖系统畏寒，如果下半身受凉，不仅会造成手脚冰凉、痛经，还可能会导致宫寒、性冷淡。一旦形成宫寒，则可能会造成月经量少、月经后期、闭经、盆腔炎性疾病、子宫内膜异位症、不孕等问题。

此外，宫寒还会影响皮肤健康，比如脸上出现黄褐斑及黑眼圈，并加快机体的衰老速度，导致产生皮肤皱纹。

如果正在妊娠阶段，宫寒可能会导致流产，因为宫寒会影响女性的生育能力。所以，女性做好腹部的保暖工作非常重要。那该如何做好腹部的保暖工作呢？

可以尝试下面几种方法：

①喝一些姜糖水。把老姜切成丝，和红糖或者黑糖放入锅里，加点清水熬煮成汤，姜糖水可以驱走体内的寒气，让身体逐渐温暖起来，肚子也会慢慢暖起来。

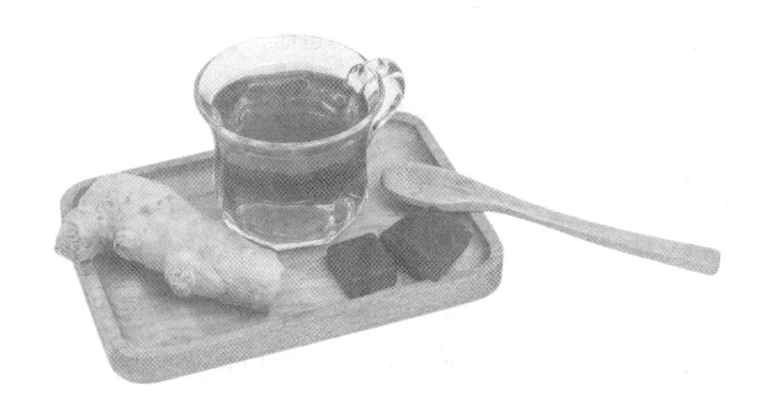

②穿衣要注意保暖。尽量避免穿露出腰腹的上衣或者裙子，避免寒气侵入身体。

③可以使用护腰。护腰可以帮助腹部保暖，还可以调整松紧度以适应不同的季节。

④揉脐和艾灸。可以自己揉脐，还可以找专业中医大夫揉脐和艾灸，这些方法有助于驱寒气、固本培元。

总的来说，女性在日常生活中就要注意腹部保暖，避免寒气侵入身体，同时也可以采取一些养生方法来帮助腹部保暖。

（4）正确冲洗阴道

有研究表明，经常冲洗阴道的女性发生宫外孕的风险远远超过从没冲洗过阴道的女性。

阴道本身有自洁功能，私处清洁剂确实能把细菌冲洗杀灭，但冲洗之后，也会把维持阴道健康环境的细菌杀死。当病菌入侵人体时，阴道就毫无招架之力了，会迅速被病菌占领。

更可怕的是，有些人在冲洗阴道时操作不当，会把病菌直接冲进阴道深处，甚至直接送进了子宫，结果就可能会患上盆腔炎等。

所以，只要每天用清水清洗外阴，勤换内裤，就可以了。

当然，对于有阴道炎症的患者，还是要听从医嘱使用清洗液。一般来说，白色念珠菌患者需要使用弱碱性的清洗液；如果是厌氧菌患者，需要使用弱酸性的清洗液。乱用清洗液，会破坏阴道中的生态环境，使病情加重。

那该如何判断自己是否患上了妇科疾病呢？可以从多个方面进行观察和判断：

①观察白带的变化。正常的白带看起来是无色透明的，但是有时候也是淡黄色的，量不多、比较黏稠，味道略腥，但是

闻起来不臭。如果白带比之前明显多了，那很有可能是患上了急性宫颈炎、阴道炎；如果白带变成了乳酪样或豆腐渣样，有可能是患上了霉菌性阴道炎；如果白带带脓，很可能是滴虫性阴道炎；如果白带呈现水样，怀疑有病变组织坏死，可能是患上了恶性疾病；如果白带变成了黄色或黄绿色，很大概率是阴道炎症所致；如果白带中带血，那就要排查一下导致异常出血的疾病，比如宫颈息肉、子宫肌瘤等。

②观察月经的变化。如果患者经期不稳定，血量很大以及有经期出血的情况，可能是体内激素太多了；如果经期痛经很严重，就要考虑是不是患上了子宫内膜异位症。

③观察身体是否有异常变化。比如下腹部坠胀疼痛、脸上没有血色或面部出现很多痤疮和斑点等，这都预示着患有某些妇科疾病。

如果出现上述症状，最好第一时间去医院由医生进行检查，也可以进行影像学检查，如磁共振、B 超等，准确判断是否患上了妇科疾病。

男性不育：日常护理很重要

男性不育的罪魁祸首就是生殖器炎症，比如前列腺炎、附睾炎、睾丸炎、精囊炎。不管是哪个生殖器官发炎了，都可能会造成不育，还会降低性生活的质量。所以，男人需要积极预防和治疗生殖器官感染。除了听医嘱外，日常的护理也是至关重要的。

（1）挑选合适的清洁用品

男性的私处褶皱较多，最好每天用清水或者淡盐水进行清洗。如果私处处于红肿发炎的状态，可以调配高锰酸钾水来清洁，一般来说，高锰酸钾和水的比例为 1∶5000。在清洗时，需要在高锰酸钾水中浸泡 5 分钟，再用清水冲净。需要注意的是，在发炎期间，隔两天用一次为宜。

（2）避免潮湿和摩擦

特别是办公室的人群，久坐之后，汗液混合着私处皮脂腺的分泌物会散发出异味，还可能会滋生细菌，造成发炎症状。所以，为了身体健康，尽量避免久坐。

另外，不要经常穿紧身的牛仔裤或者紧身裤，这类裤子透气性很差，而且质地较硬，可能会对私处造成损伤。

（3）挑选合适的内裤

男性的内裤如果过紧，就会导致阴囊部位不透气、湿度大，如果正值夏季，私处会潮湿不干爽，很可能会导致阴囊湿疹、皮炎等皮肤病。所以在挑选内裤时应以宽大舒适为主。内裤的材质最好选择纯棉的，并且要一天换一次。

慢性胃炎：扛起美食大旗来根治

胃是人体消化系统中的重要器官，主要功能是消化食物、储存食物、分泌消化液等。当我们进食时，食物会经过食管进入胃中，由胃黏膜协助消化、储存、运输食物，如果胃黏膜出现了慢性炎症，那么就可能会导致慢性胃炎，所以饮食是导致慢性炎症的重要因素之一。

慢性胃炎的患病率会受年龄的影响，年龄越大，患病率越高。国外有资料统计，50 岁以上的老年人，将近一半的人患有萎缩性慢性胃炎。

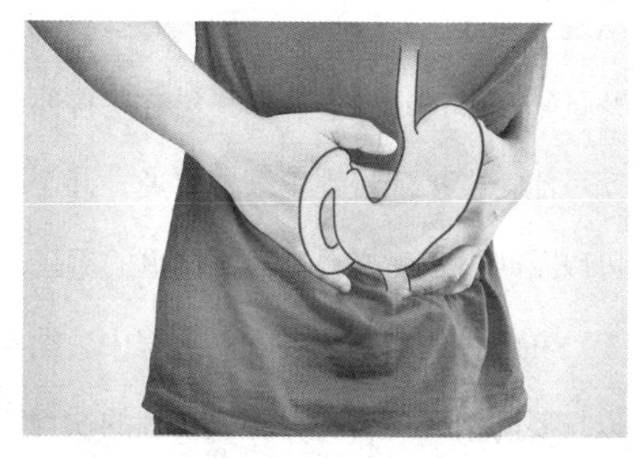

导致慢性胃炎的原因有多个方面：

①不良的饮食习惯：比如不规律地进

食三餐、暴饮暴食、食物过热或过冷等。

②经常食用刺激性食物：比如过度饮酒、喝咖啡、喝浓茶、吃辣椒等，都会造成胃黏膜屏障功能减弱，出现化学性损伤，而胃黏膜不断遭到破坏损伤最终就会引起慢性炎症。

③幽门螺杆菌（Hp）感染：这是导致慢性胃炎最常见的原因，胃受幽门螺杆菌感染后，上皮细胞会受损，造成慢性胃黏膜炎症。

④由于机体衰老，导致胃黏膜萎缩，腺体也随之减少，分泌不足，从而诱发慢性胃炎。

此外，抵抗力下降和不良的生活方式也是导致慢性炎症的原因。

慢性胃炎是一种常见的消化系统疾病，症状会因为个体的差异和病情的严重程度而不同。当出现以下症状时就要引起注意了：上腹部不适或疼痛、反酸、嗳气、消化不良、食欲下降、腹泻等，还有一部分人会出现贫血、上消化道出血等情况。当出现上述症状，并日益严重时，建议马上去医院进行胃镜检查，并且每年都进行检查。如果对这些胃部的慢性炎症置之不理，就可能会发展成慢性萎缩性胃炎，甚至引发胃癌。定期检查，可以及时发现病变，避免更严重的后果出现。

在慢性胃炎疾病的发展过程中，饮食占据着主导地位，所以想要防治慢性胃炎，养成正确的饮食习惯至关重要，而这一点也是和防治其他慢性炎症的不同之处。

（1）定时定量

对于慢性胃炎患者，一天中的三餐要定时定量，不能吃太饱或者过饥，也不要偏食挑食。这样可以维持胃肠功能，减轻胃部负担。一日多餐，会增加胃部负担。

（2）选择容易消化的食物

慢性胃炎患者应该选择容易消化的食物，如清淡、软质、温热、营养丰富的食物。避免吃过硬、过冷、过热和过于粗糙的食物，以及辣椒、芥末等辛辣、刺激性强的食物。

在烹调食物时，多采用烩、煮、蒸等方法，食物会更容易软烂，更好消化。

（3）多吃新鲜蔬菜和水果

新鲜的蔬菜和水果富含维生素、纤维素和微量元素，可以促进肠胃蠕动，改善人体的消化功能，对慢性胃炎的治疗和康复非常有益。

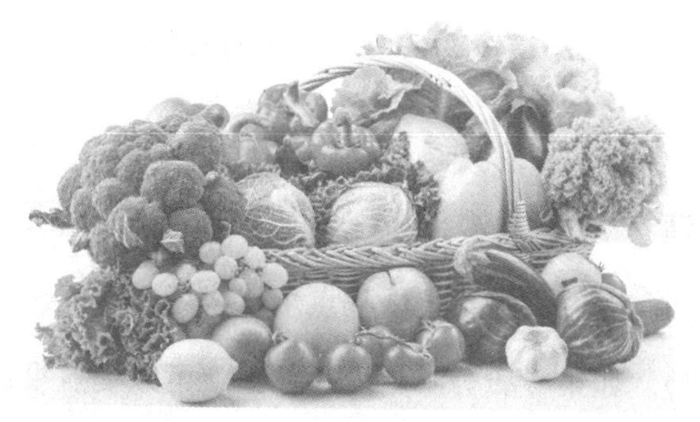

（4）适量摄入含有优质蛋白质的食物

适量摄入蛋白质可以提高人体的抵抗力和免疫力，促进疾病恢复。因此，慢性胃炎患者可以适量吃些富含优质蛋白质的食物，比如鸡蛋、牛奶、肉类、鱼虾、豆腐、豆浆等。

需要注意的是，像豆浆、豆腐这些豆制品，不要过量摄入，过量摄入可能会使胃肠道负担加重，出现腹胀、腹痛等消化不良的不适症状，反而会加重病情。

（5）避免长期服用对胃黏膜有刺激的药物

比如非甾体抗炎药、某些抗生素等，这些药物会加重胃黏膜损伤，加重炎症。如果必须口服抗生素，可以在饭后 30 分钟服用，这样可以减少药物对胃黏膜的刺激。

如果胃部不适症状较重，可以在医生指导下服用胃黏膜保护剂，如氢氧化铝凝胶、枸橼酸铋钾颗粒等，这些药物可以在消化道黏膜组织中形成保护膜，减少药物成分对胃、肠等消化器官的刺激。

千万不要在服用抗生素后马上喝酸奶，因为酸奶中富含活性杆菌，而有些抗生素可能会与酸奶中的乳酸菌产生相互作用，如克拉霉素、甲硝唑等。

（6）注意食物的酸碱平衡

如果胃酸分泌太多，可以喝点牛奶或者吃个面包、蛋糕中和一下胃酸。如果胃酸分泌太少，那么就可以喝点果汁、鸡汤或者吃点水果，刺激胃液分泌，这样更有助于消化。

（7）注意饮食卫生

避免食用变质、过期、不卫生的食物，避免病从口入。

（8）戒烟限酒

烟和酒都会增加慢性胃炎的发病风险，因此慢性胃炎患者应该戒烟限酒。

慢性胃炎患者应该养成良好的饮食习惯，避免不良的刺激和损伤胃黏膜的因素，以促进疾病的康复。

除了饮食习惯上的调整，还需要注意心理上的健康。因为我们的身体和心理是紧密相连的，精神压力和负面情绪会影响身体的免疫功能，从而增加胃炎的患病风险。而且当人长期处于焦虑、抑郁等负面情绪的状态下，最直接的影响就体现在消化系统上，比如出现胃痛、胃胀、胃酸过多等问题。

此外，人的大脑和胃肠道之间存在神经和激素的交互作用，情绪和心理状态的变化会影响胃肠道的功能，加重胃炎的症状。所以，预防胃炎不仅要养成良好的饮食习惯，还要关注身体的健康和心理的平衡。通过保持积极乐观的心态、放松身心、建立规律的作息时间等方法来调理精神状态，可以提高身体的免疫力，预防胃炎的发生。

在调理比较严重的慢性胃炎时，尤其是萎缩性胃炎，搭配适当的中药来治疗，效果更佳。中医认为，在治疗慢性胃炎时，应采用活血托疮的原则，通过活血化瘀来促进胃部的血液循环，从而达到消炎解毒的效果。

针对慢性胃炎的食疗方子有很多，以下是几款简单易操作的食疗方子：

（1）小茴香粥

原料：小茴香 30 克，粳米 200 克，食盐少许，清水适量。

做法：把小茴香和少量食盐倒入锅内炒至焦黄，盛出研磨成细粉；粳米洗净放入锅中，倒入适量清水，熬煮成粥；加入小茴香粉 5 ~ 6 克，小火煮 5 分钟，早晚各吃一次。

功效：作为主食吃，可以温中和胃、消食止泻。也适用于小儿腹泻等消化道疾病，同时对于胃寒呕吐、食欲减退、脘胀气以及乳汁缺乏等症状也有一定的缓解作用。

（2）山药羊乳羹

原料：山药 50 克，新鲜羊乳 500 毫升，蜂蜜适量。

做法：山药放入锅中，翻炒至变色，碾碎成细末，盛出；把羊乳倒入锅中煮开，加入山药末和蜂蜜搅匀即可盛出晾凉食用。每日 1 次。

功效：羊乳本身富含蛋白质、氨基酸、微量元素等营养成分，具有补虚损、益肺胃、生津润肠等功效。与山药搭配食用，可以益气养阴、补肾健脾，对慢性胃炎、久病体虚、乏力、大便秘结等病症有一定的辅助治疗作用。

（3）红枣益脾糕

原料：干姜1克，红枣30克，鸡内金10克，白术10克，面粉500克，白糖适量，碱水适量，清水适量，酵母发面。

做法：将前四种原料放入锅内，倒入半锅清水，用大火煮沸后，调小火继续煮20分钟，取汁；面粉、酵母发面、白糖倒入盆里，再倒入清水，把药汁混合其中，揉搓成光滑的面团，等30分钟，面团发酵后，加少量碱水做成糕坯，上屉蒸15~20分钟。

功效：具有健康益胃，消食导滞的功效。

（4）人参煨猪肚

原料：猪肚1个，人参15克，干姜6克，葱白7根，糯米150克。

做法：猪肚清洗干净，葱白切成段，再把糯米清洗干净，和人参、干姜一起放入猪肚中，用线或者牙签缝合；在锅内倒入清水，把猪肚放到锅里，先用大火烧开，把表面上的浮泡舀出去，改成小火煮烂糊食用。

功效：可以补充营养、补元气、健脾胃，治疗食欲不振、胃寒等胃病，还具有补中益气的功效。

还有很多食疗方子，在此就不一一列举了。值得注意的是，食疗并不能代替药物治疗，切不可本末倒置。如果确诊为慢性胃炎，要及时就医，在医生的指导下进行规范治疗。

老年病：重在饮食调理

随着年龄的增长，人体的各项机能都会逐渐衰退，慢性炎症也会越来越严重，即使规避了那些威胁生命的重大疾病，比如心脏病、糖尿病、癌症等，但是机体的衰老在所难免，像关节炎、骨质疏松、阿尔茨海默病等疾病接踵而至。所以，当身体机能下降时，原本可以抑制炎症的物质逐渐减少，无法像以前那样有效地保护我们。因此，我们需要主动采取对策来平衡和控制体内的炎症因素。

（1）阿尔茨海默病，迷惑你的心智

没有人会希望自己患上阿尔茨海默病，但是世事无常，谁也无法预测未来的发展。随着时间的推移，人都不可避免地会经历衰老的过程，可能面临各种健康问题，包括阿尔茨海默病等。根据国际阿尔茨海默病协会（ADI）发布的《世界阿尔茨海默病 2018 年报告》，全球目前至少有 5000 万人患有阿尔茨海默病，而且这种疾病的发病率越来越高。

阿尔茨海默病是一种炎症疾病，有学者对患者遗体的脑部

进行了研究，他们发现，患有这种疾病的患者，大脑中有一种致炎物质含量比较高，特别是被阿尔茨海默病严重破坏的大脑区域最为密集。炎症反应会引发一系列氧化应激和炎症介质反应，这些反应会破坏脑细胞，导致神经元损伤或死亡，从而影响大脑的功能，引起记忆减退、思维混乱等症状。

虽然阿尔茨海默病目前很难被治愈，但可以通过药物治疗、生活护理和改变生活方式等措施来改善症状和延缓病情进展。

古希腊医师希波克拉底曾指出：利心者必利脑。这句话放在今天仍然适用，意思就是控制炎症对心脏有好处，也必定会对大脑疾病的防治有益。事实证明果真如此，根据流行病学统计，不需要吃抗炎药物的人，和经常需要吃抗炎药物的人相比，更容易患上阿尔茨海默病。但是抗炎药物具有很大的副作用，不能为了预防阿尔茨海默病特意服用。

防治阿尔茨海默病，重点还是要放在饮食的调整上。

①选择适合的食用油。经研究，饮食中亚油酸比率高的人，比较容易出现思维混乱、胡言乱语的状况，饮食结构中鱼类占比大的人，心智状态维持得特别好。

因此，挑选食用油，尽量规避玉米油、大豆油、红花籽油等，挑选菜油、亚麻籽油，并且要注意增加鱼油或富含 ω-3 脂肪酸鱼类的摄入。饮食中的脂肪酸比例合适，对阿尔茨海默病的防治非常重要。

②多摄入富含胆碱的食物。乙酰胆碱是神经传导的递质，对记忆力的改善十分重要。富含胆碱的食物包括鱼、瘦肉、鸡蛋，特别是蛋黄等。

③增加卵磷脂的摄入。卵磷脂可以增强脑细胞的活力，而且还能保护肝脏、降低中风风险等功效。富含卵磷脂的食物包括核桃、鸡蛋、花生，以及谷类的食物。

④增加碱性和富含维生素的食物。这类食物在一定条件下可以抗疲劳、预防脑老化，主要包括豆腐、豌豆、白菜、萝卜、葡萄等。

⑤高维生素饮食。维生素 C、维生素 E 具有很好的抗氧化、防衰老作用，对阿尔茨海默病具有防治功效。特别是富含维生素的新鲜果蔬，可以多吃一些。

⑥适当控制糖分的摄入。血糖不稳定，可能会增加痴呆的风险。所以，老年人应该控制饮食中糖分的摄入，避免食用过多的甜食和含糖饮料。

⑦避免高脂饮食。高脂饮食可能会增加老年人患阿尔茨海默病的风险，因此应该避免过多摄入高脂食物。

⑧合理搭配其他食物。比如脂肪类、蛋白质类的食物，比如豆制品、坚果类，对脑细胞的发育和神经纤维髓鞘的形成起着至关重要的作用。坚果类可以食用核桃、葵花子、松子等，这类食物中不饱和脂肪酸含量较多，又有健脑益智的作用，每

天坚持适量食用可预防大脑早衰、智力减退。

除了饮食调理，防治阿尔茨海默病还有一项重要因素需要注意，就是要控制胰岛素的水平。此在第五章“食糖有方，拉回飙升的胰岛素”中进行了详细讲解。

（2）骨质疏松，可致瘫痪

人们常说：老年人最怕摔，一摔就起来不了。这是因为老年人的骨质脆弱，摔一跤可能会把身体某个部位摔骨折。很多人会觉得骨头那么硬，为什么老了就骨质疏松了呢？

通常来说，男性和女性步入50岁以后，每年骨骼的重量都会降低1%，如果骨质流失太多，就会导致骨质的孔隙变大，如果不加以控制，随着时间的推移会越来越大，这就是骨质疏松。

通常来说，最容易发生骨质流失的部位是骨骼的松质骨部分，如髋部、脊柱和腕部等。这些部位的松质骨含量较高，细胞间质较少，容易受到外界环境的影响而发生骨质流失。

①髋部：髋部是人体最大的关节之一，也是松质骨含量较高的区域。随着年龄的增长，尤其是女性在绝经后，骨质疏松症的发生率增加，髋部容易发生骨折。

②脊柱：脊柱由多个椎体组成，椎体间的连接较为薄弱，容易受到外力影响而发生压缩性骨折。骨质疏松症患者容易出现驼背、身高变矮等症状。

③腕部：腕部是指腕关节周围的部分，也是松质骨含量较高的区域。骨质疏松症患者容易出现腕部骨折，影响手部功能。

不管是什么原因造成的骨质疏松，解决方式都大同小异，那该如何才能使骨骼更加强健呢？以下几个方面对骨质疏松症防治很有帮助。

①戒烟限酒。吸烟和过量饮酒都会加速骨量的流失，所以戒烟和限制酒精的摄入，对维护骨骼健康非常重要。

②合理饮食，着重补充钙元素。保持均衡的饮食，特别要增加钙和维生素 D 的摄入，对骨骼健康非常重要。可以通过多吃富含钙的食物（如牛奶、豆腐、鱼、鸡蛋等）和富含维生素 D 的食物（如蘑菇、蛋黄、三文鱼等）来摄取足够的钙和维生素 D。

此外，也可以通过补充钙剂来补钙，50 岁以下的成年人每天需要补充 1000 毫克的钙，大于 50 岁的人每天则需要补充 1200 毫克的钙。

③适量运动。运动可以增加肌肉和骨骼的耐力。建议进行适量的负重运动，如散步、跳舞、慢跑、太极拳等，以刺激骨骼生长，增加骨密度。

④合理安排日照时间。维生素 D 可以促进钙的吸收，而日照是人体获得维生素 D 的主要途径之一，因此建议每天至少接受 20 分钟的日光照射。

⑤检测骨密度。怀疑骨质疏松或者已经患上骨质疏松的人，可以定期进行骨密度检测，以便了解病情并调整治疗方案。

以上就是防治骨质疏松的方法，为了骨骼健康，大家马上行动起来吧。

（3）骨关节炎，可能会致残

骨关节炎是一种退行性关节疾病，是最常见的关节炎类型，在老年人群中更为常见。患有骨关节炎的人通常会出现关节疼痛，在休息或不活动后的短时间内会出现僵硬的症状。最常受影响的关节包括：手（手指末端以及拇指根部和末端）、膝盖、臀部、脖子、下背部。骨关节炎对每个人的影响不同，对于某些人来说，骨关节炎相对较轻，不会影响日常活动，但对于另一部分人来说，会导致严重的疼痛和残疾。

骨关节炎也属于慢性炎症，而且比较顽固，有些人在 20 岁的时候就发病了，但是当时并没有什么症状，几乎不会被察觉。随着年龄的增加，患病率也会上涨，女性患病率更高。这一结论在临床调查中得到了证实，在 59 ~ 69 岁这个年龄段，骨关节炎的患病率为 29%，而在 75 岁以上的人群中，骨关节炎的患病率达到了 70%。

由此可见，每个人都可能在年老之后患上骨关节炎，所以，针对骨关节炎的防治措施就非常有必要了。在骨关节炎的治疗上，除了抗炎药外，还有 3 种物质能起到作用：绿茶、氨基葡萄糖硫酸盐、ω-3 脂肪酸。

《营养学杂志》中曾发表过一项报告：通过研究发现，绿茶中的植物化学物质，包括类黄酮和抗氧化剂等，可以保护软骨组织。此外，绿茶还含有表没食子儿茶素没食子酸酯，这是一种抗氧化剂，可以抑制炎症介质的释放，从而减轻炎症。

科学家们经过几十项研究证实，氨基葡萄糖硫盐酸是推迟骨关节炎进程的成分。比利时一所大学进行了这样一项试验，研究对象是 212 名患有骨关节炎的患者，通过 3 年对比治疗，最后发现每天摄入 1500 毫克氨基葡萄糖硫盐酸的患者，关节间隙没有变窄，疼痛得到了缓解，其他症状也都减轻了。而另一对照组，关节间隙每年都在缩小。关节间隙是衡量关节炎发展的一个重要指标。

ω-3 脂肪酸有许多种类，其中两种最重要的——EPA 和 DHA，最早是在一些鱼类中被发现的。在 2004 年，美国国立卫生研究院（NIH）就发表了一项研究结果，其发现鱼油中的 ω-3 脂肪酸对缓解类风湿性关节炎的症状有积极效果。在这项双盲、随机、安慰剂对照的临床试验中，患者被分为两组，一组每天服用鱼油胶囊，另一组服用不含鱼油的安慰剂。经过 16 周的试验，结果显示服用鱼油组患者的疼痛程度明显降低，同时炎症指标也显著下降。

此后，多项研究都证实了鱼油对关节疼痛的缓解效果。例如，一项针对膝关节炎的研究发现，连续12周每天服用鱼油补充剂可以显著减轻疼痛和炎症。另外，还有研究表明，鱼油中的ω-3脂肪酸可以降低体内的炎症反应，从而减轻关节疼痛。

虽然鱼油对关节疼痛的缓解效果得到了多项研究的证实，但其作用机制和适用人群仍需根据个人情况具体分析。此外，过量食用鱼油可能会导致体内脂肪含量增加，从而增加肥胖的风险。因此，在选择鱼油补充品时，应遵循适量、适当的原则，并在使用前咨询医生。

除了保健食品的选择，想要更好地防治骨关节炎，还需要调整生活习惯，建议从以下几方面入手：

①避免做太极拳、爬山、爬楼等半蹲或下蹲运动，因为这些运动会对下肢关节造成极大的压力。随着年龄的增长，应该逐步调整运动方式，以游泳、骑车和散步为主，这类运动对关节压力相对较小，适合膝盖不太好的人。

②不要背重物，也不要长时间站立或者走路。另外，排便时尽量坐马桶。

③减轻体重。体重过重会加重关节的负担和磨损，所以，关节不好也要适当减肥。

④正确处理关节损伤。有一部分关节炎，是关节内其他结

构受到了损伤导致的，如膝关节半月板损伤等。及时发现半月板的损伤，就能有效避免膝关节、骨关节炎。如果关节产生了疼痛感，要第一时间进行治疗。

⑤注意保暖。寒冷环境会引发骨关节炎，所以要经常关注天气变化，在天气寒冷时，可以选择佩戴护膝，还可以对关节进行热敷。

⑥多晒太阳。晒太阳不仅能够促进维生素 D 的转化，预防骨质疏松，还能增加人体内啡肽的产生，减轻疼痛感。

以上建议对防治骨关节炎具有一定的效果，但如果已经确诊为骨关节炎，应及时就医，并在医生的治疗建议基础上调整生活习惯。